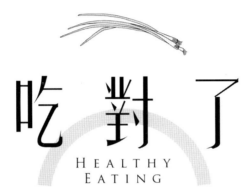

吃對了

HEALTHY
EATING

原來健康與美麗的密碼就藏在食物裡！

不生病

作者序一

廖俊凱

　　從寫第一本書開始，個人就一直把民眾身體健康，置於持續關心與照顧的首位，並且不斷地宣導正確的尋醫治病的觀念。例如在《90%的病人都掛錯科》時，就曾向民眾宣導「就醫時，首選家醫科」的重要性。《微整形逆齡之鑰》雖然是一本談論外在美麗的工具書，但也不忘藉機教導民眾在尋求醫美診所的「幫助」時，應該事先進行自我臉部評估。

　　到了第三本書──《打造不生病的健康生活》時，更是將重點放在「由健康、亞健康到疾病間的狀態進展」，逐步討論獲致健康重要概念──「預防重於治療」。因此在這本書裡，就已提到基礎的健康飲食概念，以及各種發現及確診疾病的檢驗與治療等方式。

　　至於這第四本書──《吃對了不生病》，其實是結合前兩本書的重要內容，並且再進一步延伸。為什麼這麼說？因為若要讓人同時具有「內在健康」與「外在美麗」，「健康飲食」則是其最關鍵的源頭。

　　所以個人在這本書的一開頭，就先幫讀者們點出，影響現代人身體健康與美麗的飲食問題，以及為什麼健康的飲食，會影響一個人的外在美麗，與內在的健康？

　　簡單來說，一個人要維持內在健康與外在美麗，其核心就在於「各種營養素的攝取」。這是因為人體的最小與基本的組成單位就是細胞。而為了維持人體的日常運作，相關營養素的攝取就是其中最大的關鍵。這也是為什麼在預防醫學之中，最重要的一部分就是「飲食」的緣故。

　　然而，各種人體必需的營養素，固然可以從飲食中獲得，但是，如果人體欠缺良好且正常運作的消化系統，就算吃進去的是健康、無毒的食物

（而非各式非天然，且營養盡失的加工食品），營養素也很難為人體有效吸收與利用。舉例來說，像是消化系統的入口──口腔，其咬合、咀嚼功能，也會影響到整體消化道接下來的消化、分解、吸收與人體代謝等的正常運作。

不可諱言，個人之所以有這本《吃對了不生病》一書的發想，主要還是從近來不斷曝光的一連串食安風暴開始。因為在預防醫學之中，最重要的一部分就是「飲食」，而正確飲食（選擇的食物與烹調方式……等），更關係到人們吃下去的東西，到底是對身體有益的精華？還是有害健康與美麗的糟粕？

所以在這本書裡，除了有專業醫師，提供全球醫界最新潮流的「營養醫學」概念外，為了讓民眾吃出內在健康與外在美麗，這本書還首度與台北蓮香齋、高雄人道國際……等，一直以來不斷推廣好食材、健康飲食概念，甚至「素食也可以吃得多樣化（日式、義大利式、中式、泰式……等）的國際知名素食餐廳一起合作，由國際知名主廚及所帶領的團隊，根據四季盛產的不同食材，製作出一道道的健康食譜，方便讀者自己在家裡，就可以簡單地料理出色香味十足的精美餐點。

最後，身為一位提倡「預防重於治療」觀念，並持續關心民眾身體健康的家醫科專科醫師，且秉持「取之於社會、用之於社會」的特殊意義及回饋社會的人道關懷，會將書籍出版的收入，捐給社會需要幫助的人、機構或團體……等。其目的，就是希望有更多讀者，因為好的飲食習慣與方法，達到「內在健康、外表美麗」的終極境界！

作者序二 郭芳良

　　人道國際事業與蓮香齋國際素菜公司於1982年前後創立，為籌辦台灣第一家與五星級飯店同等級之素食歐式自助餐、宴會，將十數家大型葷菜餐廳改成素食餐飲，都是賓客雲集，經營善利；多位大師、前賢及政商名流指定宴請貴賓之素筵，千人盛宴承辦過數百場、連續廿餘年參與國際供佛齋僧大會，並曾得冠軍獎章，培育上百位優秀素食廚師提升同行產業水準。

　　感謝和我一路走來在素食產業努力的伙伴，並感恩支持人道素菜、蓮香齋素菜尊敬的貴賓們、芳良會在前賢的教誨指導下再更加努力，更上一層樓，將素食產業推廣到全世界並發揚光大。

　　再次感謝與感恩所有幫助和鼓勵過我的人，您們的支持是人道國際事業與蓮香齋國際素菜成長最大的動力，感恩！

目錄

D

健康與美麗的密碼，藏在食物成分裡

E

消化系統介紹

F

吃出健康與美麗

G 對症下藥，事半功倍

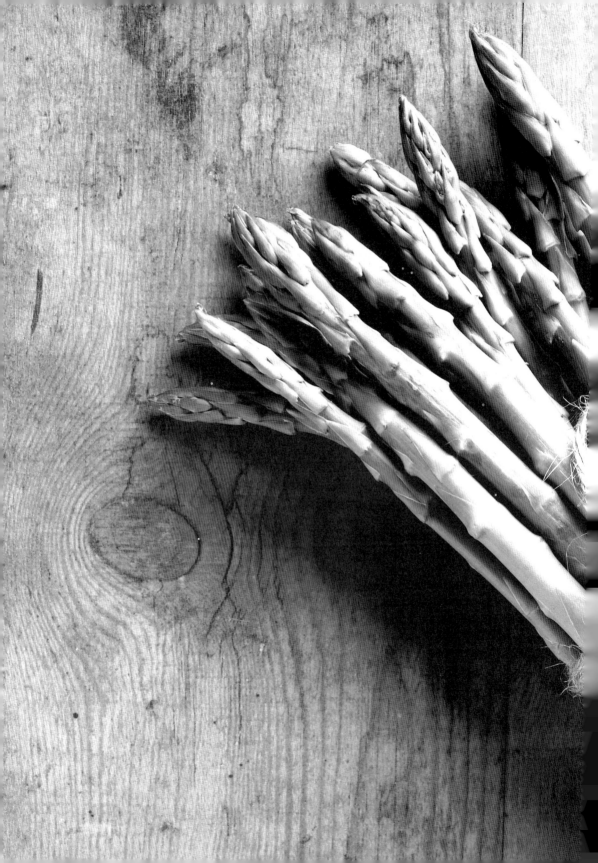

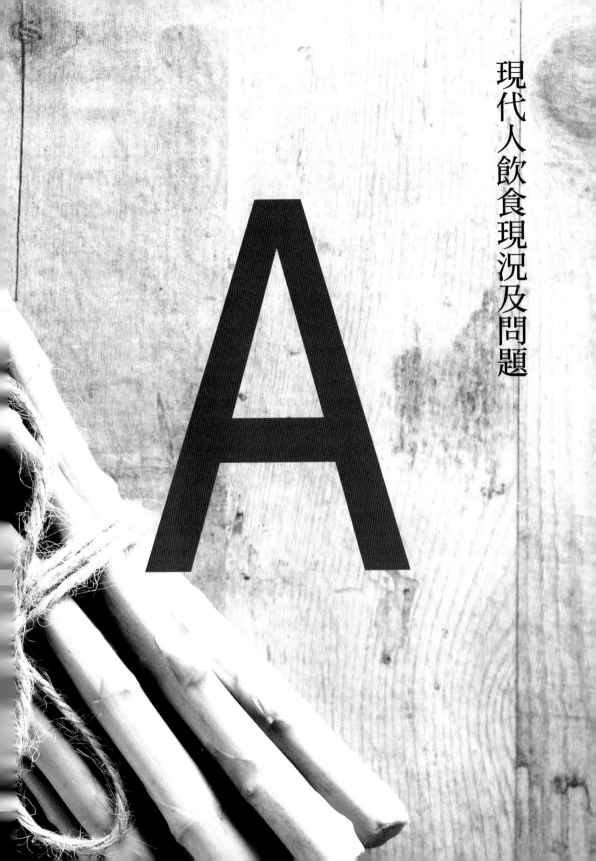

A

現代人飲食現況及問題

　　關於人們吃下肚的食物，台語有一句很多人都聽過的俗諺——「垃圾吃，垃圾肥」，意思是說「孩子隨便養，隨便長」。老實說，在早年物資欠缺、生活水準低落的年代，父母們白天忙著下田耕作，只好放任孩子滿地爬行。原本這句話的意思是指在小孩子「撿到什麼，就統統往嘴裡送，未刻意保護」之下，反而顯得百毒不侵，容易長大。

　　但時至今日，用這樣的形容詞來敘述人們所吃下的食物，似乎是代表了不太好的結果。甚至如果以資訊工程界「Garbage in，garbage out」（GIGO）的術語（意思就是「輸入無用的資訊，就會輸出無用的資訊」），來形容現代人飲食與健康、美麗間的關係，其實也相當貼切。

　　不過，在談到現代人7大不良飲食習慣之前，我想先來談談飲食、食物與食慾間的關係，以及從「食慾」所反映出的人體健康徵兆。

01 飲食、食物與食慾

　　所謂的「飲食」是指「為了維持健康生活，均衡地進食各種食物」，而「食物」，則通常是「由碳水化合物、脂肪、蛋白質或水所構成，能夠藉由進食或是飲用，為人類（或者生物體）提供營養或愉悅的物質」。

　　食物的來源可以是植物、動物或者其他生物界的物質，例如真菌，或是像酒精一樣的發酵產品。生物在攝取食物，並進一步被生物的細胞「同化」之後，可以提供能量、維持生命或促進生長。

　　人們藉由各種食物的攝入，一方面應付各項日常生活中，生理活動所需要的能量（也就是工作勞動所消耗的熱能），另一方面則提供人體在休息或清醒狀態下，所耗費的最低能量（又稱為「基礎代謝」），它是為了維持循環及呼吸系統，以及肌肉與神經系統等生理活動所需消耗的能量。

表 1-1	由身體不同器官所消耗的總能量百分比
身體部位及器官	佔總能量百分比
骨骼肌肉	22%
肝臟	21%
腦	20%
心	9%
腎臟	8%
脂肪組織	4%
其他	16%

　　正由於要應付以上不同能量的需求，人體發展出一整套的攝取飲食機制，以滿足自己對熱量及各種營養素的需求。所以，才有了饑餓與食慾的產生。人體是靠著複雜的生理與心理機制，透過饑餓與食慾來讓大腦下達進食的指令。

　　事實上，食慾其實也可反映出一個人的健康狀況。其中臨床上最為常見，也最與疾病有關的食慾問題有以下幾種：

　　一、食慾旺盛且容易飢餓，但身體日漸消瘦，且伴有口渴、多飲、多尿，就很可能是患了糖尿病。

　　二、近期內食慾旺盛，但體重下降，並伴有疲倦、乏力、怕熱、容易出汗及激動……等症，且同時出現眼球飽滿、稍微向外凸出的情形，就有可能是患有甲狀腺機能亢進。

　　三、進食大量油膩食物之後，出現腹脹、胸悶以及陣發性腹痛……等症。假設食慾明顯衰退，則可能是消化不良造成的傷食；如果食慾沒有減退，且是右上腹疼痛，就可能是膽囊出了毛病。

　　四、突然食慾減退，特別是看到油膩食物就覺得噁心、全身疲乏、腰痠無力、尿色如濃茶色，同時眼白顏色變黃，有可能是患了病毒性肝炎。

　　五、食慾差、不喜歡吃東西、便秘或吃了油膩食物就拉肚子，則是消

化不良的表現。

六、食慾不正常並有腹脹（平躺則可緩解），且多半是在用餐後才加重，並伴有噁心、胃痛等症，有可能是胃下垂所導致。

表 1-2　各種肚子痛的可能致病原因

痛點	可能原因
右上腹痛	膽結石、肝臟疾病、胰臟炎、腸躁症、肺炎、肋膜炎、帶狀泡疹……等。
右下腹痛	闌尾炎、卵巢排卵、子宮外孕、輸卵管扭轉、輸尿管結石、大腸炎、憩室炎……等。
左上腹痛	功能性消化不良、胃炎、胃食道逆流、消化性潰瘍、胰臟炎、脾腫大、脾破裂……等。
左下腹痛	卵巢排卵、子宮外孕、輸卵管扭轉、輸尿管結石、大腸炎、憩室炎……等。
肚臍周圍	小腸扭曲（旋轉）……等。
廣泛性疼痛	潰瘍穿孔、子宮外孕破裂、動脈瘤破裂、內出血……等。

02　7大現代人不良飲食現況，以及其對健康的影響

由於科技進步以及生活、工作型態的不斷改變，使得現代人的飲食型態，已經與古早人完全不同。整體來說，以下幾大現象，讓現代人的飲食狀況，與過去人類老祖宗時代完全不同：

一、工作型態改變，外食人口增加：上班族常由於工作忙碌，所以每日三餐大多都是在外面解決。而與「外食族」畫上等號的「上班族」，又有了「老外」的稱號。

然而，以市面上所販售的便當為例，為求製作過程上的方便與迅速，多數是以油炸及油煎的方式烹調；再加上蔬菜類容易因時間過久而變色，進一步影響便當的「賣相」。因此，市售便當內容都是採「多油」及「少（蔬菜類）纖維」的不均衡組合。

　　正因為外食菜色是以肉類居多，新鮮蔬菜偏少，使得現代人養成「偏重肉食」的習慣。然而，肉類雖然有營養，卻因為屬於「酸性食物」，容易讓人體的血液偏酸。如此一來，身體就必須用體內的鹼性成分──鈉和鈣，來中和體內過量的「酸」，造成這兩種營養素的嚴重流失。

　　二、科技的進步，讓食物過於精緻，過多的加工及添加化工原料，造成營養流失：現代人都吃白米、白麵與白糖，但在加工過程中，加工越精細，維生素、礦物質等養分的損失就越多。

　　因為像是維他命B群、膳食纖維、無機鹽……等，其實都只存在於種子的外殼和胚芽裡；過於加工及精緻，就會造成這些身體必須的養分大量流失，導致人們就算吃下大量食物，也無法攝取到該有的營養素。

　　三、口味與烹調方式的改變，攝食過多加工食品：古早年代的食品也許外觀不夠漂亮，但多半都是很天然的食材及原味；雖然拜食品科技之賜，現代化的飲食不但種類多元及多樣，外觀漂亮，也更能符合「色香味」俱全的優勢。但是，過多加工的食品，不但喪失了食物原本的天然風味，食材原本的營養成分在加工過程中喪失怠盡，再加上經過高溫、高油烹飪而成，造成熱量、糖分、油脂可能攝取過多。

　　這些「重口味」的食物鹽分含量容易超標，並讓鈉在體內不斷累積，不但會導致血壓增高，也有誘發心臟病的可能；而油炸食品不但具有高熱量，且油脂經由氧化之後，是導致高血脂及冠心病，甚至是罹患各種癌症的罪魁禍首；至於過多的糖分，將導致體內血糖快速升高，也可能會影響正常食慾。

　　而更深一層的問題是：當食物增添了許多不利身體的各種人工添加物，也將加深對人體健康的傷害。例如超量的色素、香精與各種對人體有害的食品添加物，都會對腎臟、胰臟、肝臟與腸胃消化系統，帶來嚴重的危害，並有可能導致肥胖、心血管疾病與癌症。

　　另一種「重口味」則與高溫及刺激性食物有關。溫度過高（例如超過攝氏40度）與高刺激性食物，容易損傷食道與腸胃的黏膜，進一步造成急

表 1-3 現代人最常吃的加工食品，以及可能造成的疾病

	對健康的威脅	可能造成的疾病
泡麵	油炸麵體（回鍋油）以及防腐劑	肝臟腫大、染色體異常，以及影響生殖能力
醃漬加工食品	高鹽	高血壓、心臟病與腎臟負擔
飲料	高糖	白糖會搶身體裡的維他命 B，擾亂身體的神經系統，並且會破壞體內鈣質的新陳代謝
速食品	高鹽、高油、回鍋油	高血壓與腎臟負擔

性食道炎或胃炎。

　　四、飲食習慣不好：現代人不但生活步調緊湊，工作上也承擔了很大的壓力，再加上交際、應酬的頻繁，以及工作時間的改變（熬夜或上夜班），造成現代人有「三餐不定時、不定量」，「早午餐一起吃」，以及「暴飲暴食」、「過度節食」的情形出現。

　　但是，由於每個人都有一定生理時鐘，三餐不定時會打亂原本的生理節奏，而且造成養分無法適當吸收。舉例來說，晚上6、7點之後，人體的基礎代謝率就會降低，假設選在這個時間以後用餐，非但養分無法妥善利用，還容易囤積多餘的脂肪在體內。

　　其次是許多常熬夜的上班族，放假日就選擇晚起，並且把早餐與午餐一起解決。只不過，經過一個晚上的消化及吸收之後，人體需要再補充足夠的營養，以供大腦與整個身體的正常運作。長期不吃早餐，將會導致體內能量的不足，代謝功能也會變低，有可能引發貧血或營養不良。

　　英國就有項最新的研究表示：長期不吃早餐，一年下來恐怕不會變瘦，反而會增加12公斤。原因是不吃早餐的人，對於零食的慾望較強，一個星期有3天不吃早餐，反更容易在一天內，多吃進252大卡的熱量，且他們多選擇洋芋片、巧克力棒等高熱量零食，如果沒有透過運動將這些熱量燃燒殆盡，反而更易肥胖。

　　還有，暴飲暴食對人體的傷害也不小。例如經常性過飽，將使體內脂

肪不斷囤積、血脂不斷升高，造成腦細胞的代謝阻礙，進一步導致記憶力明顯下降、頭腦不清楚且注意力很難維持。特別是吃飽後馬上坐著或睡覺的人，會因為腦部血液向胃部集中，使得大腦的供氧量不足，不但容易引起中風，也較易發胖。

至於過度節食的部分，假設攝食份量不足，容易讓人反應遲鈍、精神不濟；特別是飲食中醣類、蛋白質、脂肪、維生素……等的比例如果不恰當，更會造成「只有體重沒有體力」的結果，嚴重的話，還可能引發疾病。

五、冷藏設備對食物營養與身體健康影響甚大：因為現代人工作忙碌，再加上有良好的冷凍設備的幫助，許多人會選擇購買超大型冰箱，並且在假日一次大量採買日常所需的所有食材，然後全都塞進冰箱之中。

只不過，食物隨著儲藏的時間越長，接觸空氣和日光的照射面積越大時，營養素也就損失得更多。以綠葉蔬菜為例，每多放一天，維生素就會減少10%；菠菜在室溫下放上4天，葉酸就會損失50%；魚類在冷凍室放上3個月後，維生素A、E的損失也有30%左右。

除了儲藏時間拉長，會讓食物的營養素流失之外，食材一再地進出冰箱、進行反覆的冷藏及冷凍，不但會導致蛋白質、維生素等各種營養素的流失，還可能增加細菌汙染的危險。

六、新科技造成烹調或裝盛器具也有食安疑慮：傳統烹調或裝盛的器具，幾乎只有鐵或陶瓷類器具。但隨著現代科技的進步，各種新式材質的器具（例如銅、鋁、玻璃、塑膠……等材質）推陳出新，甚至出現表面有各種塗料的不沾鍋。

然而以鋁鍋為例，加熱時會增加維生素C的流失；而銅鍋則有「維生素的敵人」的稱號。此外，各種不耐熱，不耐酸、鹼的塑膠器皿，在裝盛高溫與強酸、強鹼性的食物時，很容易就會將器材上的有毒物質溶出。

七、攝取過多的酒、咖啡、茶等飲料，但天然飲用水嚴重不足：在飲用水嚴重不足下，容易造成尿路結石及膽結石，影響人體正常的代謝功

能。但現代人卻常以各種市售飲料，取代天然的飲用水。非但無法補充到正常的水分，更可能因為飲料中的高糖與各式化學添加物，造成身體的肥胖與不健康。

至於酗酒，則會嚴重影響肝臟功能，並有誘發肝硬化甚至肝癌的危險。另外，每天飲用兩杯以上的咖啡或茶，不但有可能影響正常睡眠，更可能消耗體內過多的鈣，長期下來容易因為缺鈣而導致骨質疏鬆，並有可能誘發心血管疾病。

03 除了飲食習慣不良，還有各種食品添加物的危害

說到飲食對人體健康的影響，其實並不只有「飲食習慣不良」這一項而已，特別是最近幾年，由於食品安全問題層出不窮，從添加違法添加物順丁烯二酸酐化製澱粉，違規添加工業用防腐劑的問題布丁，一直到用收集餿水油或工業用廢油再煉製食用油……等，在在都讓消費者心生恐慌。

也許許多消費者都以為，食品添加物應該是化工科技發達之下的產物。但事實上，食品添加物從古早的農業社會時就有，只不過，那時的添加物都還算是「天然」的產物。

舉例來說，很早期就有人用紅花來染蛋、用紅麴來烹調紅色的肉類食物、用香辛料來為食物提味……等。而這些添加在食品中的標的，都被歸類為「廣義」的添加物。

只不過受惠於化學技術與食品工業的發達，食品添加物早就不只是單純又天然的物品，早就進展到「既能讓生產者降低成本、方便加工，又能提升食品色香味」的化學添加物時代。

根據國內食品衛生管理法中對於「食品添加物」的定義是指：「食品之製造、加工、調配、包裝、運送、貯存等過程中，用以著色、調味、

防腐、漂白、乳化、增加香味、安定品質、促進發酵、增加稠度、增加營養、防止氧化或其他用途，而添加於食品或接觸於食品之物質。」

　　總的來說，食品添加物的功能相當多元，有的是可以增加食物的營養成分（例如高鈣奶粉、嬰兒配方奶中添加鐵等），有的是可以延長食物的保存期限（像是製作香腸及火腿時添加硝酸鹽、亞硝酸鹽，以防止肉毒桿菌的滋生），也有的添加物可以減少食品的熱量、增加色香味、降低成本及減少製造時間的作用（例如零卡汽水中的人工甘味劑，是用來取代糖降低熱量；製作巧克力添加乳化劑，可以縮短乳化的時間並改善品質），或是增加食品的外觀、色澤、香味、口感及「賣相」（例如炸雞排裡會添加的嫩肉粉、膨鬆劑、增色劑、增香劑、增甜劑以及增加酥脆的添加劑等）。

　　目前市面上常見的食品添加物類別包括防腐劑、抗氧化劑、甜味劑、著色劑、保色劑、漂白劑、殺菌劑、膨鬆劑、調味劑等。這些添加物多半都是一種化學物質，且各有不同的功能。

表 1-4　常見食品添加物的食物品項，以及過量可能產生的副作用

類別	目的作用	常見品名	食物品項	過量可能副作用
防腐劑	抑制微生物、細菌及黴菌生長，延長食物保存時間，防止食物腐壞，降低食物中毒或其他健康風險	苯甲酸、己二烯酸	醬菜類、果醬、糕餅、魚肉再製品等	腹痛、腹瀉、嘔吐，或危害人體肝腎及神經系統
		去水醋酸	乾酪、乳酪、奶油、人造奶油等	大劑量會損傷腎功能，且具有「致畸胎」性
抗氧化劑	防止油脂腐敗，避免臭油味	二丁基羥基甲苯（BHT）丁基羥基甲氧苯（BHA）	冷凍魚貝類、口香糖、泡泡糖、脫水馬鈴薯片、乾燥穀類早餐等	BHA 確定有致癌性，BHT 則是有些研究顯示有致癌性

（續下頁）

表 1-4	常見食品添加物的食物品項，以及過量可能產生的副作用（續）			
類別	目的作用	常見品名	食物品項	過量可能副作用
抗氧化劑		生育醇（維生素 E）及 L- 抗壞血酸（維生素 C）		
人工甘味（甜味）劑	有助甜味發揮	天然甜味劑：甜菊、甘草素（用水萃取有效成分後乾燥之物）等	常被添加至蜜餞、瓜子、梅粉、碳酸飲料及醬油中	低血鉀、高血壓、水腫
		人工甜味劑：阿斯巴甜、硫磺內醋鉀（ACE-K）、糖精、糖醇類等	蜜餞、瓜子、梅粉、低卡碳酸飲料、醬油、口香糖、代糖糖包等	可能噁心、嘔吐、頭痛；糖精吃完後，口腔常有人工金屬味道殘留。在美國及加拿大早期動物實驗發現，糖精及甜精會增加老鼠罹患膀胱癌風險，過去一度禁用，但後來有研究顯示，糖精與甜精跟老鼠罹癌的相關性不高，美國又重新開放糖精；不過，甜精仍有促進腫瘤生長的疑慮，至今仍在禁用之列
		山梨糖、甘露醇、木糖醇等糖醇類代糖	常用在糖果、口香糖和清涼口含錠等	大量攝取易有腹瀉疑慮
保色劑	除了能保留肉類原有色澤外，還能抑制肉毒桿菌的生長，同時具有保色及防腐的雙重功效	硝酸鹽、亞硝酸鹽	兩者常混用於醃製魚肉製品中，例如香腸、火腿、臘肉、培根、魚乾等	易與食品中的胺，結合成致癌物「亞硝酸胺鹽」

（續下頁）

表 1-4 常見食品添加物的食物品項，以及過量可能產生的副作用（續）

類別	目的作用	常見品名	食物品項	過量可能副作用
著色劑（人工合成色素）	能讓食物色澤鮮豔、增加賣相，避免食品加熱過程中，顏色或香味散失、品質不穩定	食用紅色 6 號、7 號或藍色 1 號、2 號、黃色、綠色、胡蘿蔔、焦糖色素等	糖果、餅乾、蜜餞、果汁、飲料、可樂、醬油等	大部分著色劑雖可被人體排出，但有研究指出，食用黃色 4 號可能與氣喘、過敏及幼童過動有關。另外，焦糖色素加工會產生 4- 甲基咪唑（4-MEI）衍生物，老鼠大量長期食用，有引發肝腎及淋巴癌的機率，但人體致癌未有定論
膨鬆劑	可增加食物空隙，讓口感更鬆酥可口等	鉀明礬、鈉明礬、氯化銨、酵母粉及合成膨鬆劑（俗稱發粉）等	常用於油條、包子、麵包、蛋糕等食物製作	膨鬆劑如果含鋁，將有健康疑慮，例如可能導致阿茲海默症（但現有科學研究仍未能定論），也有研究指出，長期大量食用，會導致鋁沉積骨頭，影響骨質鈣化，較容易骨頭疼痛或骨折；且腎功能也可能變差
漂白劑	能讓食材顏色變白，堪稱是防止食物變色的美白品	以亞硫酸鹽類為主	金針、洋菇、白木耳等	恐引起蕁麻疹、氣喘、腹瀉、嘔吐
殺菌劑	漂白食物並去除異味	過氧化氫（雙氧水）	豆腐、豆乾、素雞、麵腸、魚漿、肉漿製品等	會刺激腸胃黏膜，多吃可能引發頭痛、嘔吐。因有致癌性，所以規定食物中不得殘留
調味劑	改善或增加食品味道與鮮味	檸檬酸、醋酸、乳酸、葡萄糖酸鈉、氯化鉀、味精、琥珀酸等	醬菜、飲料、糖果、釀造品、加工肉類等。	味精過敏易致頭痛、上肢麻痺、全身疲倦等暫時性症狀

資料來源：網路及全民健康基金會

　　《與食品添加物和平共處》一書的作者增尾清就曾表示，食品添加物會對健康造成疑慮的部分，主要有致癌性（包括誘發與促進癌症兩種因子）、遺傳毒性、致畸形性（Teratogenicity）、變異原性等。

　　實務上，食品添加物如果合法使用，可以維持食品的品質穩定、讓外觀與口感更好，或是增加香氣、風味與營養……等。例如有的添加物，可延長食物保存時間，以便運送到世界各地，讓異國食材有機會交流。所以，食品添加物對現代食品扮演著重要角色，並不是完全一無是處。

　　只不過，每一種食品添加物都有「最適存量」的問題，一旦業者添加太多，造成過量的殘留，或是惡意添加不能食用的添加物，就會嚴重危害到一般大眾的身體健康。

　　因此，衛生福利部食品藥物管理署就依照以上添加物的不同用途，共分為18類、數百種項目，並且詳細訂定各種食品添加物的使用範圍、用量、化學物質規格……等。

　　目前，使用食品添加物的相關規定都是採「正面表列」，也就是說，如果不是食藥署所表列的食物品項，依法就不得添加在食品中。一旦業者違法使用未經中央主管機關核准的非法添加物，最高可罰1500萬元，併課3年以下有期徒刑。而就算添加物可合法使用，但只要業者的使用量超標，也可處3萬到300萬元的罰鍰。

　　另外對於名稱標示部分，2013年6月所修法通過的《食品衛生管理法》第22條中規定：如果產品混合兩種以上的食品添加物，應該要分別標明添加物名稱，不能只以一個功能名稱來命名，以進一步落實「透明標示」原則。舉例來說，如果產品總共添加了三種調味劑，業者就必須將這三種調味劑（例如A、B、C）全部標示出來。

✚ 毒物專家林杰樑建議依個人體質，小心攝取5大類添加物

已故林口長庚醫院臨床毒物科主任林杰樑曾經表示，市面上的食品添加物使用相當氾濫，很難說哪些產品中的食品添加物最多，且有些食物根本很難單用肉眼或是味覺，就分辨出是否有添加化學成分。

但他根據食品添加物的安全性，將其區分為安全性高、需減量攝取、需提高警覺、特定體質者不得攝取及避免攝取等5大類，各有不同的攝取對象及數量建議。

第一類、「安全性高」：這類添加物只要在適量攝取下，都是對身體有益無害。例如在食品或飲料中，添加維生素C、β-胡蘿蔔素等營養添加劑，可以強化營養素的攝取；添加維生素E等天然抗氧化劑於油品中，則可以增加其保存性。以上這些，都是屬於安全性高的添加物。

第二類、「需減量攝取」：這類添加物的毒性雖低，但如果攝取過量，就可能造成營養攝取不均衡或失調的現象。舉例來說，常常在食品中出現的鹽與糖，都是食品中必有的調味劑。如果適量的添加，是可以讓食物更美味；但攝取過多的鹽，會增加腎臟代謝的負擔；而過多的糖，則容易導致肥胖。

另外又例如咖啡因的攝取，適量時可以提昇工作情緒，讓精神更亢奮；只是攝取過量時，反而會引發失眠現象；嚴重時，可能會出現胃潰瘍的症狀。所以，這類食品添加物一定要注意適當的攝取量。

第三類、「需提高警覺」：由於目前這類添加物對身體健康的相關研究，都是負面多於正面。因此在未有確切證明之前，建議應盡量減少攝取。

舉例來說，食用油中常會添加BHA（丁基羥基甲氧苯），或BHT（二丁基羥基甲苯）的人工合成抗氧化劑，但由於這兩種抗氧化劑，在某些實驗中發現具有致突變性，有可能引發體內的不良生理作用。

第四類、「特定體質者不得攝取」：這類添加物有可能導致過敏，或因代謝異常而導致疾病。例如人工甘味劑中的阿斯巴甜，由於其組成成分中含有苯丙胺酸（Phenylalanine），對於先天無法代謝苯丙胺酸的患者（苯酮尿症患者）而言，一旦攝取過量的阿斯巴甜，不僅會降低腦細胞的活動力，更會引發痙攣現象與精神障礙，因此必須禁用。

另外根據研究顯示，如果攝取過量常使用於豆製品、蜜餞類、金針等的漂白劑亞硫酸鹽類，會加重氣喘兒的病情，所以氣喘者就必須特別留意，避免吃到這些添加物的食品。

還有東方人在烹調過程中，最喜歡添加味精（麩胺酸鈉）來提味。雖然東方人的體質對味精的排斥力較低，但仍有人會出現噁心、頭痛、胸口鬱悶等不良反應。

第五類、「避免攝取」：這類安全性較低，且對身體健康有一定危害的食品添加物，都已被衛福部列為禁止添加的名單之中。

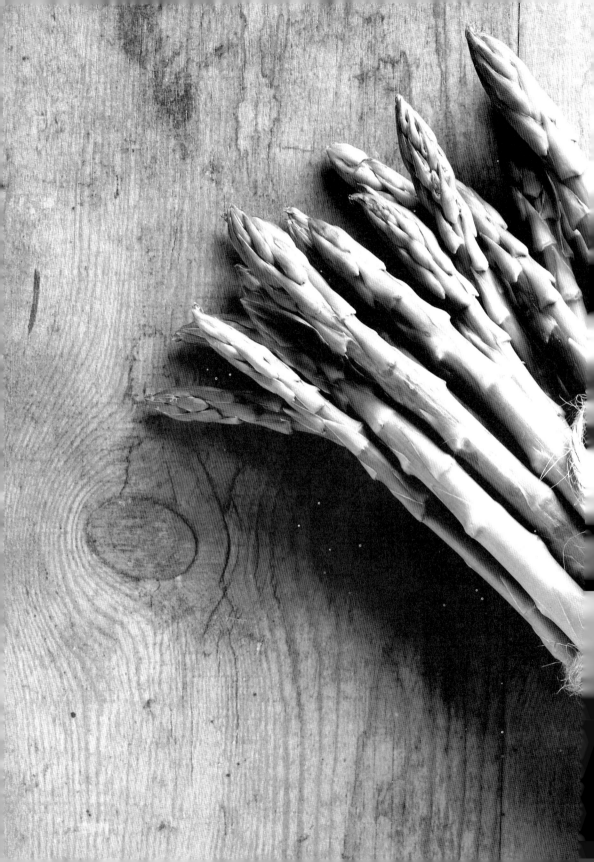

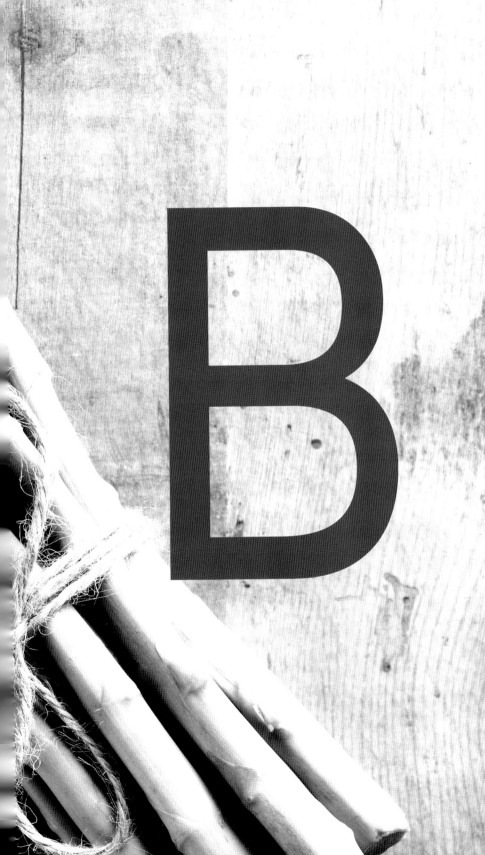

B

飲食與疾病、健康間的關係

前面一章，我們談到了現代人的7大飲食現況，以及食品添加物對身體健康的不良影響與危害。接下來，我們將再進一步談談飲食與疾病、健康間的關係，包括了飲食如何影響著人體的內在健康？以及最重要的，因為飲食習慣不佳所導致的現代6大文明病。

01 飲食對身體健康的4大功能

一直以來，世界各國防癌機構研究就不斷指出：不當的飲食是導致癌症的罪魁禍首。其中，因不當飲食所造成的癌症，占了男性患者的四成、女性患者的六成。

既然飲食是維持人類生命的基本條件，與人的健康與長壽有著相當密切的關係。那麼，合理的飲食方式、均衡的營養與健全的食物結構，就能夠發揮出「防治疾病、增進健康、延緩老化、益壽延年」等4大功效。

一、防治疾病：西方醫學之父希波克拉底曾說過「讓食物成為你的藥物，而不要讓藥物成為你的食物」的名言；而中國人也有句俗話是：「禍從口出、病從口入。」以上這兩句話，都明顯指出飲食具有預防疾病的功能。

此外，有不少專門研究都顯示：大蒜可以防癌；魚油可以減輕或預防心臟疾病；木耳含有抗凝血物質；菠菜所富含的維生素C、E和微量元素都是抗氧化劑，可以延緩人體的老化……等。

此外，也有不少實驗證明了食物具有抗憂鬱、鎮靜、止咳、止痛及抗癌……等療效，並且認為採用食療和合理的飲食方式來防治疾病，是最自然、有效且沒有副作用的方法。

二、增進健康：現代科學和中國傳統養生之道告訴我們：單單倚靠健康自然的食物、合理的飲食方式以及均衡的營養，就能改變我們的體質及

促進健康。這是因為好的食物，會改善人體的體質；而食物的改變，也會影響到血液的品質以及細胞的生長。

三、延緩老化：已有許多的證據顯示，營養過剩、營養不足或營養失調，都會導致健康的衰退，並且加速老化。所以在飲食方面，如果遵守適量蛋白質、低脂肪、低熱量和高纖維的原則，就可以防止氧化作用所產生的自由基，破壞掉正常細胞的代謝作用，導致皮膚粗糙有皺紋、老人斑、血管硬化而發生的老化現象。

四、延年益壽：許多科學家都發現，世界各地長壽村的人瑞吃的是自然健康，且低脂肪、低熱量和高纖維食物，喝的則是沒有汙染的礦泉水，並且完全符合「飲食有節」（不暴飲暴食、三餐定時定量）的原則。這些調查更突顯出天然健康的食物和合理的飲食方式，就是人類健康長壽的最大關鍵。

02 飲食與疾病間的關係

人類是雜食性動物，不論是天上飛的、地上爬的、水裡游的或土裡生長的，只要是能夠吃下肚的，都能夠塞進嘴裡。但也因為「不擇食」的原因，全世界每年都有不少因為「食源性疾病」而奪命的案例。

上面所謂的「食源性疾病」（foodborne illness或foodborne disease），其實就是一般俗稱的「食物中毒」（food poisoning），它是泛指「因進食了受汙染食物、致病細菌、病毒，或被寄生蟲、化學品，或天然毒素（例如：有毒蘑菇）感染食物所導致的疾病。」

食物中毒是一種非傳染性的急性與亞急性疾病，它與因暴飲暴食而引起的急性胃腸炎、食源性腸道傳染病（如傷寒）和寄生蟲病（如囊蟲病），或是因一次大量或者長期少量攝入某些有毒有害物質，而引起的以

慢性毒性為主要特徵（如致畸、致癌、致突變）的疾病完全不同。

　　因為食物中毒是吃了不潔或有毒的食物所導致的急性疾病，所以，其症狀通常是在進食後1至36小時內發生，且症狀不是腹瀉，就是嘔吐。一旦病情嚴重，甚至可能導致死亡。

　　食物中毒又可以分為「化學性食物中毒」（食品中混入有毒化學物質，並且達到能引起急性中毒的劑量，例如農藥的汙染）、「細菌性食物中毒」（致病性微生物汙染食品後急劇繁殖，致使食品中存有大量活菌，或者產生大量毒素）、「黴菌毒素與霉變食品中毒」，以及「有毒動植物中毒」（某些外形與食物相似，而實際含有毒成分的植物，被作為食物誤食而引起中毒；或食品原料本身的有毒物質，食品本身含有毒成分，卻因為加工、烹調方法的不當，導致未能將有毒物質除盡；更有可能是因為吃的食物，本身就攝入過多含有毒素成分而中毒）四大類。

　　甚至，食品的包裝，也有可能造成食物中毒。例如日本，就曾發生橘子汁罐頭中溶錫過多，而引起食物中毒。其原因是調汁用水中含硝酸根離子較多所致；美國也發生過鮪魚罐頭所引起的E型肉毒桿菌食物中毒。其原因是由於罐頭殺菌冷卻時，帶有病原菌的不潔冷卻水侵入罐內造成。以上都是屬於「內容物的二次汙染」。

　　由於有大量細菌或毒素的食物，都可引致食物中毒。所以，食物在烹調前是否已遭細菌的汙染（例如被不潔的手、器皿、蒼蠅、老鼠和塵埃等汙染），或是烹煮過的食物沒有妥善保存（例如食物被放在攝氏4至63度的「危險溫度」範圍內貯存），都會讓食物變為有毒。

03 飲食如何影響內在健康？

　　簡單來說，飲食對人體內在健康的影響，可以從「6大文明病都與飲食有關」看出。台北醫學大學教授謝明哲首先就認為，不當的飲食生活，會造成人體的營養素攝取不均衡，造成生命現象運作或調適不順遂，並進一步產生莫名的不舒服累積。最後，則會罹患一種或多種疾病，進而縮短壽命，甚至死亡（請見下圖）。

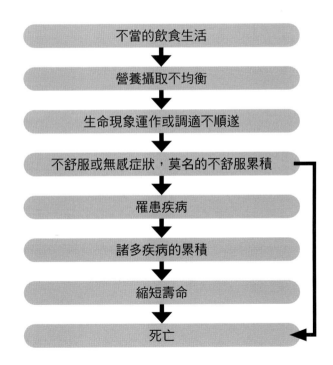

▲圖 2-1　營養攝取不足與疾病的關係
　　　　資料來源：《保健營養學》，謝明哲著，五南總經銷。

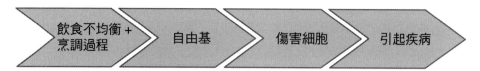

▲圖 2-2　飲食、自由基與疾病間的關係
　　　　資料來源：《保健營養學》謝明哲著，五南總經銷。

　　正因為飲食與疾病間的關係密切，謝明哲就建議，如果要靠飲食來抑制自由基對身體健康的傷害，可以透過以下的方法：

　　一、食物種類必須多樣性攝取，以提高體內抗氧化酵素的活性。

　　二、適量補充抗氧化營養素。

　　三、適量補充維生素E、C、β-胡蘿蔔素、維生素B2、硒、鋅、鐵、銅、錳，以維持或增強體內抗氧化酵素的活性。

　　簡單來說，體內抗氧化酵素與抗氧化營養素，是終結體內自由基的最佳幫手。

表 2-1　飲食不均衡對身體健康的影響

	營養素	對身體健康的影響
太過	蔗糖	1. 蛀牙、影響飲食的攝取。 2. 造成熱量攝取過多，可能導致肥胖。 3. 使胰臟 β 細胞過度分泌胰島素，導致機能衰退。
	脂肪（特別是動物性脂肪）	1. 改變女性激素的分泌平衡，有可能導致乳癌。 2. 增加膽酸（鹽）的分泌，而且會改變大腸內菌相，並將膽酸（鹽）代謝為致癌或輔致癌物質。
	纖維素	纖維素太少時，將降低腸道的蠕動，進而形成便秘、痔瘡、腹脹、口臭、頭痛、臉上長青春痘、憩室病或大腸癌。
	膽固醇	罹患心血管疾病，例如腦中風、狹心症、心肌梗塞、高血壓……等。

（續下頁）

表 2-1	飲食不均衡對身體健康的影響（續）	
	營養素	對身體健康的影響
太過	高普林食物	造成血中尿酸過高，並形成痛風。
缺乏	完全素食 （完全不吃動物性食物）	鈣及維生素D攝取不足，如果再加上運動不足，就會導致骨質疏鬆症

資料來源：《保健營養學》，謝明哲著，五南總經銷。

　　而當談論到所謂的「健康」，一般人第一個冒出來的想法，恐怕就只是「不生病」。但實際上，「不生病」非但不能定義「健康」，甚至連「完全沒有生病的徵兆」，都不能完全代表自己處於「健康」狀態。

　　因為世界衛生組織（WHO）對於「健康」的定義，是包括「身體」、「心理」、「社會」，再加上「道德」。其在1990年所做出的定義是：「身體健康、心理健康、社會適應良好，和道德健康四方面皆需健全。」也就是說，健康是生理、心理及社會適應三方面全部良好的一種狀況，不只要能吃、能睡、身上沒有病痛，心理精神完善健全，還要能在社會上立足謀生，與周圍的人群合得來。

　　此外，世界衛生組織認為，健康可分為三種狀態；第一種為真正健康的狀態，這種人完全是健康的；第二種就是生病的狀態；第三種是介於兩者之間的狀態，稱為「亞健康」。

　　「亞健康」沒有一個公正的標準，它只是介於完全健康，「至少未檢查出任何疾病」，以及與「真正罹患疾病」之間的狀態。

　　「亞健康」其實是一個新的醫學概念，因為在過去的醫學文獻上，並沒有「亞健康」這樣的說法。一直到1970年代末期，醫學界依據疾病譜的改變，將過去單純的生物醫學模式，發展成為「生物－心理－社會」的醫學模式。1977年，世界衛生組織正式將健康概念，確定為「不只是沒有疾病和身體虛弱，而是身體、心理和社會適應的完滿狀態。」

　　根據世界衛生組織的一項調查發現，全球大約只有5%的人，真正符

合「健康」的定義，而不健康、罹患疾病的人約有20%，至於其餘75%的人，則是處於健康與患病之間灰色地帶的亞健康狀態。

　　一般人或許常會有這樣的情形：向醫師表示胸悶不舒服、容易出汗、疲勞，但做了CT、X光等檢查後，其相關檢驗報告的指標都呈現正常狀態。雖然醫師通常表示身體狀況正常，但人就是感覺到「不舒服」。而這種「人體處於健康和疾病之間的過渡階段，在身體上、心理上沒有疾病，但主觀上卻有許多不適的症狀表現及心理體驗」，就是所謂的「亞健康」狀態。

　　正由於亞健康狀態的人，只是「無器質性病變的一些功能性改變」，再加上其主訴症狀多種、多樣又不固定，也有「不定陳述綜合症」、「第三狀態」、「中間狀態」、「游移狀態」或「灰色狀態」等不同的稱謂。

　　由於目前還沒有明確的醫學指標來診斷或判定「亞健康」，因此易被人們所忽視。一般來說，亞健康狀態包括許多生理及心理上的不適，像是乏力困倦、腰痠背痛、失眠憔悴、難集中精神、頭暈頭痛、胸口翳悶、記憶力減退、容易傷風感冒等。其主要的特色與徵兆如下：

　　1.介於「健康」與「疾病」之間的一種狀態。

　　2.主要體徵：六高、三減退、兩低、一多。

　　3.血壓高、血脂高、血糖高、血黏度高、體重高、壓力高。

　　4.活力減退、反應能力減退、適應能力減退。

　　5.免疫功能偏低、睡眠質素低。

　　6.疲勞感覺多。

　　事實上，最容易「亞健康」的人，其中的一項原因就在於「飲食不平衡」。也就是說，不管人體攝入熱量過多，或是體內營養素缺乏時，都會導致不正常與失調，長此以往，就會出現亞健康狀態。

　　不少國外的研究顯示，體內的營養素比例失衡是導致亞健康的根源之一，這是因為維他命及礦物質對維持人體機能的平衡極其重要。此外，缺乏運動及長時間加班亦是導致「亞健康」的因素。

　　隨著國人經濟能力提升，飲食、生活型態及消費習慣改變，使得國人健康問題與疾病型態，逐漸由受營養、飲食與生活型態影響的「慢性疾病」，取代了各種「急性傳染病」。

　　再加上國內食物供應環境與食品廣告行銷的影響，使得飲食供應系統朝「高熱量」、「高油」、「高糖」、「高鹽」以及「過度精緻化」發展，增加了國人肥胖及慢性病的風險。

　　以下是現代人最常見的，都與「吃得太精緻」有關的6大文明病，而追根究柢之下，其實都是跟「飲食習慣」脫不了干係！

文明病一、代謝症候群與肥胖及三高

　　代謝症候群（Metabolic syndrome）是很多疾病的「源頭」，只要有「腹部肥胖、高血壓、血糖偏高、高三酸甘油脂以及高密度膽固醇過低」等症狀中的三項，就代表有代謝症候群。

　　「代謝症候群」，又稱為「胰島素阻抗症候群」。除了遺傳和年齡的因素外，「飲食」是代謝症候群的後天關鍵。目前已知「過度肥胖」、「內臟脂肪堆積」、「胰島素阻抗」是導致代謝症候群的三大主因。

　　所以可以這麼說，「精緻化」和「高醣類」飲食是導致代謝症候群的重要因子，也就是因為吃下太多高度精緻的甜點與麵食，攝取過量的肉類、海鮮與蛋奶，加上大量食用油炸食物，而且又運動不足，長此以往，便造成無法挽回的健康危機。

　　關於肥胖，世界衛生組織有一套標準體重的計算法。傳統的「正常體重」是：男性等於（身高公分－80）×70%；女性則是（身高公分－70）×60%。

　　但另一種新式的標準體重計算是：標準體重等於身高（轉換成「公尺」）×身高（轉換為「公尺」）×22。一般人的體重只要位於「標準體重」數值的正負10% 以內，就是「正常體重」； 如果在正負10%~20%之間，則為「體重過重或過輕」；假設 超過正負20%以上，就是表示「肥胖

或體重不足」。

　　但實際上在各種肥胖的分類中，腹部肥胖（也就是俗稱的「中廣型肥胖」、「蘋果型肥胖」或「男性肥胖」）對於慢性健康的影響才是最大的。因為它代表的是內臟脂肪的增加，進而影響許多代謝因子，造成許多慢性代謝疾病及併發症。

　　至於另一種肥胖分類是「臀腿部肥胖」，也就是俗稱的「下半身肥胖」、「梨型肥胖」或「女性肥胖」。這類肥胖雖然可能影響體態的美觀，但實際上比較不會影響人體的健康。這也是構成代謝症候群的因子之一的肥胖，只是採用「腰圍」來定義腹部肥胖的主要原因。

　　一般來說，腹部肥胖主要是指所謂的「中央型肥胖」。其定義是「男性腰圍>90公分、女性>80公分」，專門指「脂肪囤積在腹腔的內臟及腸胃」。這種肥胖，會干擾內分泌、產生游離脂肪酸、引發代謝相關疾病，以及增加動脈粥狀硬化風險。

　　總的來說，肥胖對健康的危害，以及可能造成的併發症有以下幾種：

　　1.糖尿病：特別是腹部肥胖，非常有可能是與胰島素阻抗有關。所謂胰島素抗性便是指人體中利用、儲存和產生能量的組織無法和胰島素正常反應，造成糖分在血中含量偏高，再加上高血脂的現象，便有較大機率會發展成非胰島素依賴型糖尿病（第二型糖尿病）。而一旦罹患糖尿病，則會產生許多的併發症，包括心血管疾病、腎臟病變、神經病變及視網膜病變等。

　　2.心血管疾病：特別是腹部肥胖，為代謝症候群最重要的因子，同時會增加高血壓、糖尿病與高血脂的發生，進一步造成冠狀動脈心臟病（心絞痛、心肌梗塞），且在肥胖的女性身上較易發生腦中風。同時，冠狀動脈心臟病的死亡率會隨著體重增加而升高。

　　曾有研究顯示，肥胖兒童的血壓要比同齡體型正常者來得高，而少年肥胖者在成年後，罹患高血壓的風險要較少年非肥胖者機率高上9~10倍；罹患心血管疾病機率則高上2倍。

3.癌症：女性肥胖者會增加生殖系統癌症、乳癌、膽囊癌的風險；而男性則會增加大腸直腸癌以及攝護腺癌的風險。

4.睡眠呼吸中止症：肥胖者的肺功能不良，比瘦的人更易出現呼吸困難、肺炎及支氣管炎等的風險。這是因為腹部所堆積脂肪，阻礙了橫膈膜的正常運動，導致呼吸較困難；或者因為咽喉部脂肪過厚而阻塞呼吸道，使得肺部無法有效運作所致。

此外，由於肥胖者的皮下脂肪壓迫到呼吸道，導致睡眠時嚴重打鼾以及呼吸中止的現象及缺氧的狀態，進一步影響心肺功能，增加麻醉手術時的風險，甚至還有猝死的可能性。

另外在臨床統計上，約有3成的肥胖兒童會有氣喘，另多數的肥胖兒童肺活量亦較同齡者差。而肥胖的兒童也常伴隨有睡眠品質不佳的情形，這是因為肥胖導致咽喉附近的軟骨組織阻塞呼吸道，使上呼吸道變得狹窄，進而引發鼾聲，甚至呼吸中止。

由於呼吸中止的關係（睡著呼吸中止，醒後又恢復正常呼吸），嚴重中斷肥胖者的睡眠品質，進一步會影響生長激素的分泌，以及隔日早晨的學習精神力與專注力。

5.退化性關節炎：肥胖者會因為承受重量及壓力關係，容易出現臀部、腰椎、膝蓋與腳踝部位的退化性關節炎；至於對於非負重的關節像是手關節，也可能因為軟骨及骨頭關節代謝的改變，而增加退化性關節的危險。

特別是在青春期前的肥胖者，由於生長板尚未密合，但過重的體重容易讓骨骼負荷過重，不但影響長高，甚至也會造成骨架異常。過去臨床上，也有不少因為體重負荷過大，造成脛骨彎曲的例子，甚至有腰痛、膝痛、走路不穩……等症狀。

6.非酒精性脂肪肝：肥胖會增加非酒精性脂肪肝的風險，而所謂的「脂肪肝」，是指肝細胞內堆積了大量的三酸甘油脂。假設這種情形不受控制，就有可能進一步造成肝臟的發炎以及肝功能的異常。

而長此以往之下，甚至會演變成肝纖維化與肝硬化的可能性。且有統

計顯示，青少年時期即為肥胖者，將來發生這類疾患的機率，又較同齡非肥胖者高上1.5倍。

7.膽結石：曾有研究顯示，假設體重超過理想體重的50%，發生有症狀的膽結石合併膽管炎的機率，大約是一般人的6倍。這是因為身體過多的脂肪，將會增加膽汁中膽固醇的含量，提高發生膽固醇結石的機會。

8.內分泌失調：肥胖女性常有月經不規則以及不孕症等問題，且會提高懷孕後的併發症及剖腹產的機率。

9.心理的影響：重度肥胖者可能會出現自卑、焦慮、抑鬱等心理健康問題，以及社交上的嚴重障礙，嚴重影響到他們的日常生活。

10.術後高併發症風險：有研究顯示，肥胖者有較高的風險，可能死於手術期間及術後的併發症。這是因為外科醫師必須切除較大量的皮下，以及腹腔內脂肪組織，造成手術時間延長及困難度增加；其次，由於麻醉劑在脂肪中的溶解度，會導致麻醉的維持複雜化，較難調整麻醉劑量。再者，傷口感染及血管栓塞的情形在肥胖者似乎更易發生。

11.因為腹腔壓力關係，得到靜脈曲張與痔瘡的機會也會增加。

文明病二、壓力症候群：各種心理問題及憂鬱症

別懷疑，長期外食、吃得精緻但營養不均，正是導致各種壓力症候群的因素之一。醫界很早便發現，龐大的壓力之下，會造成心悸、胸悶、暈眩、失眠、頭痛、噁心、暴躁、憂鬱、哭泣、口乾舌燥……等現象；如果刻意忽視這種徵兆且放任不管，那麼這樣的心理將會影響生理，致使身體的免疫能力下降，進而提高感染疾病、罹患癌症的風險。

曾有英國的研究員發現，垃圾食品不僅會導致肥胖等生理疾病，還會引發心理疾病，讓人更容易患憂鬱症。這一份刊登在《英國精神病學雜誌》（*British Journal of Psychiatry*）上的對比實驗發現，平時多食用高脂肪及加工類食品的人比大量食用新鮮蔬菜、水果和魚類的人罹患憂鬱症的幾率高出58%。

➕ 什麼是憂鬱症

目前國際上比較常用的憂鬱症診斷標準有兩個，其一是美國精神醫學會（American Psychiatric Association）在1994年所公布的DSM-IV（Diagnostic and Statistical Manual of Mental Disorders 第四版），另一個則是世界衛生組織（WHO）所採用的ICD-10（International Statistical Classification of Diseases and Related Health Problems 第十版）。

而根據DSM-IV的標準，憂鬱症診斷確立需要符合以下條件：

一、在任何兩個星期內，要同時有下列不同以往的生活表現，且至少要包括1與2在內的5項條件：

1.情緒沮喪。

2.對本來感興趣的事物失去興趣，或者得不到樂趣。

3.體重有明顯增加或減少的現象。

4.失眠或者嗜睡。

5.肢體上變得更好動或變遲慢。

6.覺得疲倦或是沒有精神。

7.覺得自己沒有存在的價值。

8.失去了思考或專注的能力，或是常常遲疑不決。

9.多次想起死亡，甚至於計劃自殺或付諸實行。

二、症狀不符合其他混合性的心理失常（例如符合躁鬱症）。

三、相關症狀已足夠造成日常生活的機能失常或痛苦。

四、以上症狀要排除是因為受到毒品或醫藥副作用的影響。

五、以上症狀不能夠單純用個人不幸遭遇，所引起的暫時性悲傷來解釋。也就是說以上症狀必須持續2個月以上，而且已經造成生活和心理上的障礙。

至於根據世界衛生組織所訂的ICD-10的標準，憂鬱症有以下的症狀：

A、情緒低落：指「對事情不感興趣也無法享受」，或是「沒有精神而且減少活動」。

B、比較無法專心：

1.自尊心和自信心減少

2.有自責感而且覺得自己沒有價值

3.想法悲觀

4.睡眠思緒顯著變化

5.失去胃口

6.想要傷害自己

如果要確診為輕度憂鬱症，須有全部2項A，和至少3項B的症狀；

確診為中度憂鬱症要有全部2項A，和至少3項B的症狀；

確診為嚴重憂鬱症要有全部2項A和至少4項B的症狀。

　　另外英國倫敦大學學院研究也發現，飲食一旦含大量加工食物，這人罹患憂鬱症的風險可能增加58%。相反地，常攝取大量蔬菜、水果、魚類等天然食物，可幫助遠離憂鬱症威脅，未來得憂鬱症的機率會下降26%。

　　這項比較大型的調查研究，是由英國倫敦大學學院（University College London）的研究小組，針對近3500名中年英國公務人員，所進行的飲食調查。研究人員分析了3500位中年民眾的飲食資料，比對、觀察5年後他們有沒有罹患憂鬱症，或出現憂鬱傾向。

　　這3500人是依飲食原則分兩組，一組民眾常吃天然、健康食品，包括大量水果、蔬菜、魚肉等；另一組民眾的飲食則含大量加工食物，像甜點、油炸食品、加工肉類、精製穀類和高脂肪乳製品等。

　　而在考慮到諸如性別、年齡，吸菸習慣等其他可能干擾因素後的分析資料顯示，飲食偏向天然食物的人，其憂鬱症發病率比相對的多吃垃圾食品者，低了約26%以上。

✚ 不正確飲食可能提高精神疾病的發病率，並影響人思考方式和情緒

　　英國心理健康基金會的研究報告發現，近50年來飲食的變化可能是英國人精神疾病增加的重要原因。該會認為，注意力缺乏、憂鬱症、阿茲海默症和精神分裂症等精神疾病，與垃圾食品以及工業化飲食，缺乏必要的維生素和礦物質等，都有相當密切的關係。

　　另外，執業25年、擅長抗老及整合醫學的醫學博士柯柏特（Don Colbert, M.D.），也認為以下幾種錯誤的飲食方式，將會嚴重影響一個人的正常思考與情緒。

　　一、加工食品：大量攝取富含糖類和脂肪的加工食品，不但容易形成小腹翁（婆），而且會讓體內的壓力荷爾蒙爆增，進而產生筋疲力竭及懶洋洋的感覺。特別是糖類，雖然能迅速提升人體的活力，但也能迅速讓人加倍覺得沒力氣，而在這樣的激烈循環下，可能對健康產生負面影響。曾有美國國家健康研究所進行的研究發現，每天的飲食中包含20%加工食品的人，得憂鬱症的機率比一般人高50%。

　　至於富含蛋白質的食物和全食物（就是天然完整、未經加工精製的食物，像是蔬果、豆類、堅果及全穀類……等），才是營養豐富，值得攝取的高品質有機蛋白質。

　　二、早餐吃得不健康：富含碳水化合物的早餐（像是餅乾、貝果、鬆餅……等）反而容易使人昏昏欲睡。且有研究顯示，早餐食物中一旦缺乏omega-3脂肪酸（例如

➕ **不正確飲食可能提高精神疾病的發病率，並影響人思考方式和情緒**

鮭魚、沙丁魚、鯖魚、核桃和亞麻仁……等），將會使人認知記憶力衰退，並導致憂鬱、悲觀等情緒。

三、含高鐵食物吃得不夠：《達特茅斯大學科學期刊》（*Dartmouth Undergraduate Journal of Science*）的研究發現，缺鐵的情況常發生在素食者、兒童和婦女身上，因為他們不常吃葉菜類、蛋黃、肝臟、海鮮、豆類、蘆筍和花椰菜……等富含鐵質的食物。而一旦缺鐵，就容易導致注意力無法集中、憂鬱和倦怠。

四、堅果、蔬果吃得少：包括核仁在內的各式堅果與新鮮蔬果，都具有「提振心情與情緒」的功用。

文明病三、腰痠背痛

現代人由於經常使用手臂和手指，習慣歪著肩膀夾住電話，總坐著只動上半身，以及肥胖的人，肩頸痠痛的機率特別高。但事實上，除了以上幾種「姿勢不良」會導致腰酸背痛之外，「精緻飲食」也是造成肩頸痠痛的因子。

這是因為一旦攝取過多油脂、蛋白質和醣類，就會導致體質呈現酸性，並出現「血濁」情形，進而引發精神疲憊、肌肉僵硬、循環不良引起痠麻、抵抗力衰退、特別容易衰老等症狀，腰痠背痛的機會自然也會比較高。

文明病四、惡性腫瘤

已經有不少的研究顯示，當人的身體攝取過多的蛋白質、脂肪、膽固醇和熱量時，非但對身體健康沒有什麼好處，反而會導致罹癌的風險，特別是提高胰臟、膽囊、大腸、前列腺、乳房、卵巢、子宮等處發生惡性腫瘤的機率。

反之，如果能將「精食改為粗食」，多攝取纖維質和維生素，不但對於毒素的排出有所助益，還能預防肺臟、食道、胃、大腸、直腸、前列腺

等處發生惡性腫瘤。因此，想抗癌、防癌，正確的飲食方式與習慣才是最重要的關鍵。

文明病五、失眠

睡眠是人體最重要的修復機制，一旦長期睡眠不足，不只會造成身體上的疲勞、注意力不集中、免疫力下降、情緒焦躁、易怒，甚至會引發高血壓、心血管疾病及憂鬱症等。

台灣睡眠醫學學會曾經做過的調查顯示，台灣人的睡眠品質滿意度持續下降，慢性失眠症的患者超過兩成。因而對許多人來說，「睡不好」已經是嚴重影響現代人生活品質的一大困擾。

事實上，對於忙碌的現代人來說，外食、吃飯不定時等不良的飲食習慣，非常容易造成營養不均衡，進而影響睡眠。所以，要想打造優質的睡眠，吃對食物、避免錯誤的飲食習慣，不但有助一夜好眠，更能補足身體的能量，讓每一天都能精神百倍。

✚ 具有助眠及熟睡效果的營養素

當睡眠失調導致身心不適時，應諮詢專業醫師，找出原因，及早處理，而不是自行購買藥物服用，造成更大的傷害。但在睡眠問題嚴重影響身心健康之前，有此困擾的人或許可以先試試，多吃以下有助眠及熟睡效果的營養素。

1.色胺酸：色胺酸是人體必需胺基酸之一，當它進入大腦之後，就會轉化成與調節睡眠有關的神經傳導物質——血清張力素，讓人感到飽足、放鬆，進而誘發睡眠。此外，色胺酸也能刺激腦部分泌神經荷爾蒙褪黑激素，幫助控制睡眠與清醒週期。一旦體內色胺酸不足時，就可能導致人體多夢而無法熟睡。

富含色胺酸的植物性來源有：全麥製品、大豆製品、香蕉、牛奶、優酪乳、小米、腰果、核桃、葵瓜子、芝麻、南瓜子、開心果……等；動物性的來源則為肉類、鱈魚、鮭魚……等。值得注意的是，色胺酸最好搭配碳水化合物（例如全穀類）一起吃。這是因為醣類會刺激胰島素分泌，能讓更多色胺酸進入腦中，並合成血清張力素。

2.維生素B群：維生素B群（B1、B2、B6、B12、菸鹼酸、葉酸）能維持腦部與神經系統的正常活動，讓精神狀態穩定且消除疲倦。其中的維生素B6，能幫助合成血

➕ 具有助眠及熟睡效果的營養素

清張力素，並和維生素B1、B2一起作用，使色胺酸轉換為菸鹼酸，進一步鎮靜情緒。

　　至於維生素B12，則能消除煩躁、改善失眠，以及避免半夜醒來的狀況。富含維生素B群的食物有：全穀類、肝臟、小麥胚芽、堅果、啤酒酵母、蛋、綠葉蔬菜……等。順帶一提的是：少吃甜食及含糖飲料，也可以避免體內維生素B群損耗。

　　3.礦物質鈣、鎂、鐵：其中的鈣能放鬆肌肉、安神，且可幫助合成色胺酸。由於牛奶同時含有鈣質和色胺酸，所以是最佳的助眠食物。睡前喝一杯溫牛奶，再添加少許蜂蜜或燕麥片、芝麻粉，就是很好的天然助眠劑。如果對牛奶耐受性不佳的人，可以試試小魚乾、深綠色蔬菜、板豆腐、海帶……等來補充鈣質。

　　另外當鎂攝取量不足時，就容易引發焦慮，並進一步影響睡眠。富含鎂的食物有：香蕉、芝麻、堅果、深色蔬菜、葡萄乾……等。此外，可從肝臟、瘦肉、蛋……等攝取的鐵，是造血所需的礦物質，具有安神鎮靜的作用。同時含鈣、鎂與色胺酸的香蕉牛奶，很適合睡不好的人飲用。

➕ 這樣吃，有助於夢周公

　　除了要「吃對食物」之外，擁有正確的飲食習慣，也才能在不擾亂身體節奏的前提下，享有「一夜好眠」。值得採取的方法包括以下5種：

　　1.入睡前避免吃太飽：晚上睡覺前吃宵夜或晚餐吃太飽，都會讓消化系統運作放緩、延長胃的排空時間，讓大腦和腸胃都沒辦法休息，並影響睡眠品質。因此，晚餐最好在睡前2小時前吃完（最好隔3~4小時以上），且最晚不超過9點才吃。此外，菜色也盡量清淡，且吃7、8分飽即可。

　　當然，飢餓感也會中斷睡眠。所以，對於空腹會睡不著，或睡前很餓的人，可以喝一杯熱牛奶，並搭配少量麥片等輕食，並將熱量最控制在100~200大卡以內，以免攝取過多的能量，造成身體的負擔。

　　2.少吃油膩食物：由於高脂肪、高熱量的食物，需要更多時間消化，不僅會加重腸胃道的負擔，也容易讓人睡不好。所以，睡前2小時內不要吃太多肉類。這是因為蛋白質中的酪胺酸在經由腸道的吸收後，會促使大腦合成神經傳遞物多巴胺與正腎上腺素，讓血壓上升及體溫增加，所造成的精神興奮反而更讓睡意全消。

　　3.晚餐減少攝取刺激性食物：晚餐吃太多洋蔥、辣椒、大蒜……等可能導致胃灼熱與消化不良的食物；此外，辛辣也會使腸胃道緊張、影響睡眠；至於豆類、地瓜、大白菜、麵包……等，由於消化過程中易產生氣體，也可能會影響睡眠。

✚ 這樣吃，有助於夢周公

4.勿攝取過多咖啡因：由於咖啡因會干擾大腦中促進睡眠的物質腺甘酸，使人更容易清醒。所以，攝取過量會刺激神經系統，使腎上腺過度活動不易入睡。此外，其利尿效果也會讓人半夜頻頻起床上廁所中斷睡眠。

一般來說，咖啡因在攝取後大約需要3.5~5小時來代謝（但咖啡因對人體的影響程度差異很大），因此最晚下午3、4點之後，就要少喝咖啡、茶、可樂及其他含咖啡因的提神飲料，或是吃太多巧克力。如果是深受失眠困擾的人，最好完全戒除咖啡因飲料。

5.避免飲酒：不少人以為，睡前喝點小酒，好像比較容易入睡。但實際臨床研究卻發現，即使飲酒量不多，肝臟仍然要持續運作來代謝酒精；就算已經睡著，酒精仍會抑制快速眼動期的時間，破壞睡眠結構，導致睡眠斷斷續續，反而會有「越睡越累」的情形；一旦喝得過而酒醉入睡，雖然外表看來是沉睡狀態，但實際上卻是酒精對身體造成的麻痺作用，完全沒有修復身體與減輕疲勞的功效。

✚ 更年期女性，常有睡眠問題，該怎麼吃？

根據統計，有40%~60%女性在更年期過渡期中，會出現更年期失眠症候群。研究顯示，這種情形可能與停經前，女性荷爾蒙產生的大幅波動與變化有關。

這種過渡期的長短會因人而異，但常見的症狀包括：不易入睡、睡睡醒醒、多夢、醒來後就很難入睡……等。要想改善這種睡眠問題，除了飲食要注意營養均衡原則外，保持正確的飲食習慣也很重要。

所以，有睡眠困擾的更年期婦女更要加強攝取既可穩定情緒，也能減少骨質流失的鈣質，再搭配補充抒壓營養素，如鎂、鋅、銅……等來減輕焦慮，便能減輕睡眠困擾。

文明病六、體臭及口臭

《吃對了，當然沒有體臭》一書的作者，也是日本「正食（又稱「長壽飲食」或「自然粗食」）」專家岡部賢二就在書中表示，身體的異味均源自於每天的食物。他認為人體的氣味是發自內臟的一種警報，而五臟六腑（指中醫所說的心、肝、脾、肺、腎、小腸、膽、胃、大腸、膀胱）若

是失調，身體就會以各種氣味（體臭、口臭、狐臭、腳臭及老人臭……等）呈現出來。假設能透過氣味，分辨出哪一種器官較弱，就可以及早透過調整飲食的方式來「防患未然」。

表 2-3　不同臭味代表五臟出現問題

味道種類	代表內臟	吃太多食物代表	應該多吃的食物代表
油臭味	肝臟、膽囊	主要是油炸類的動物性食品（例如炸豬排、炸蝦、可樂餅、煎魚、炸雞塊……等）、大量使用豬肉烹調的料理，以及富含油脂的食物（像是堅果類、美乃滋或奶油……等）。	多吃綠色蔬菜，並以蒸、燙、涼拌為首選；多吃發芽糙米及豆芽菜，以淨化血液；另外，也可以利用醋和柑橘類水果來分解油脂。
焦臭味	心臟、小腸	攝取大量咖啡、啤酒、香菸等含有大量苦味成分的飲食，或是習慣大魚大肉、喜歡重口味（主要是燒烤及煎烤方式處理的動物性食品，像是烤肉、烤雞、煎魚、煎荷包蛋、漢堡、火腿、香腸、熱狗……等）等。	多吃帶有苦味（茼蒿、蘿蔔葉、胡蘿蔔、芹菜……等）、富含多酚（例如含胡蘿蔔素的南瓜與胡蘿蔔、含青花素的藍莓、含茄紅素的番茄、含類黑素的味噌），以及夏季盛產（茄科或瓜科）的蔬菜或水果。
甜　味	胃、胰臟	攝取過多含有白砂糖的食品，像是糖果、蛋糕、冰淇淋、麵包、巧克力……等。	以天然甜味的食物（例如地瓜、玉米、南瓜、栗子、高麗菜、白菜、洋蔥、胡蘿蔔、牛蒡、芋頭、麥芽糖、酒釀、蜂蜜……等）取代人工甘味。
腥臭味	肺、大腸	攝取過多乳製品（例如奶油、起司、優格……等）、牛肉及魚類料理。	多攝取帶辛味、白色（例如白蘿蔔、大蒜、辣椒），或是秋天盛產（例如蓮藕、菇類）的蔬菜。
腐臭味	腎臟、膀胱	攝取過多魚、肉類加工且過鹹的食品，像是火腿、香腸、培根、魚板、甜不辣……等。	少吃動物性食品，多攝取蔬菜、柑橘類、海藻類，以及冬天盛產的根莖類蔬菜（牛蒡、紅、白蘿蔔、山藥……等），或是豆類食品（像是納豆、紅豆、味噌）。

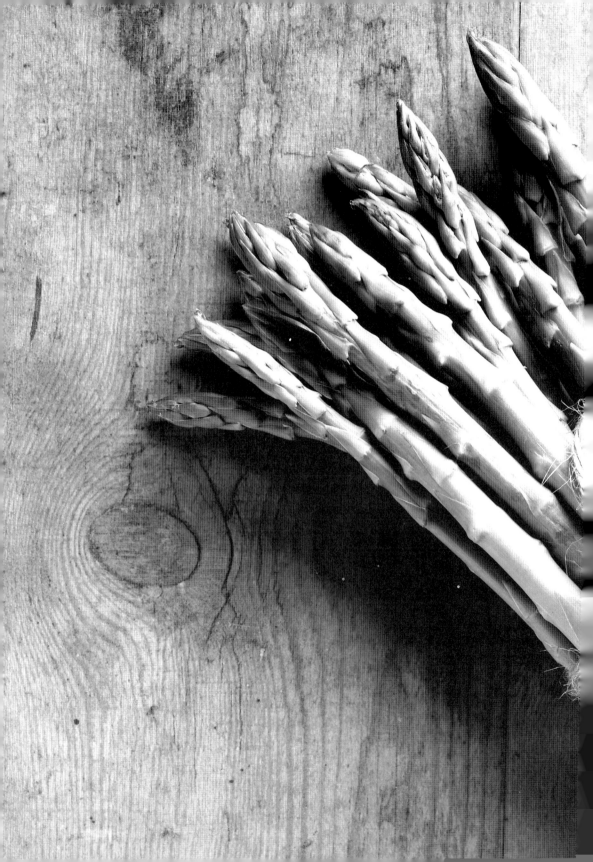

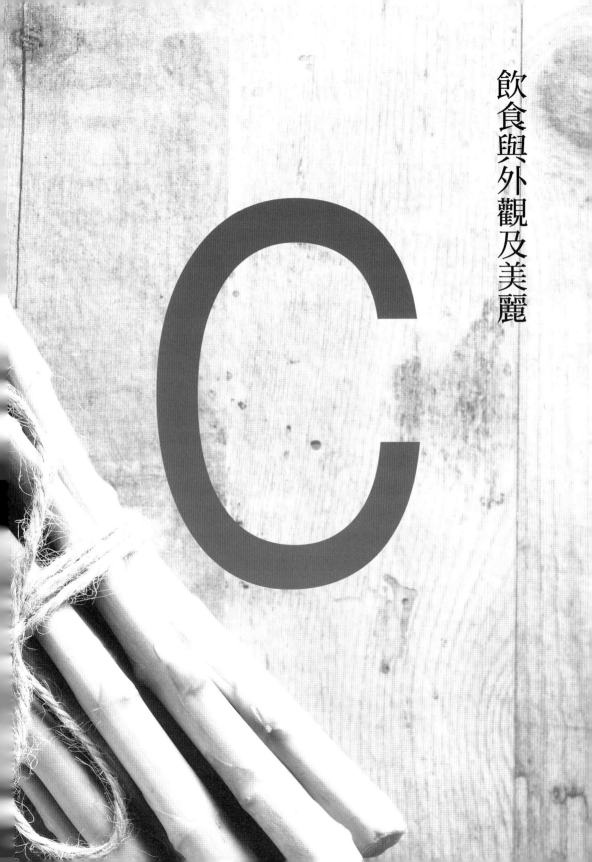

C

飲食與外觀及美麗

在前一章裡，我們提到了飲食對人體內在健康的影響。但事實上，飲食也同樣會影響一個人的外觀與美麗。其中包括了許多女性極為在意的頭髮、骨骼、牙齒、指甲、皮膚以及整體外形。別懷疑，如果飲食不當，或攝取的營養不足或過量，外觀及美麗都有可能「走樣」。

01 飲食對外觀的影響

飲食首先會造成身材的肥胖，影響了一個人的外觀，成為「美觀」的最大殺手，更重要的是，肥胖不止是身材美觀問題，也會影響心理上的健康，導致一連串的內在疾病與外觀上的改變。

首先，肥胖對於外觀的影響有兩大特色，其一是「身材走樣」，特別是小腹的形成。造成小腹的原因，除了因脂肪堆積所引起的「肥胖性小腹」，也可能是因為骨盆前傾而引起所謂的「非肥胖性小腹」。

肥胖對外觀的另一個影響，則是使臉部線條改變。一般胖臉有以下三種類型：

一、脂肪胖臉：身體的肥胖不只會出現在腰腹和四肢，臉部也是最顯而易見的地方。面部脂肪過多，而又極少運動，很容易變成胖嘟嘟的「月餅臉」。

二、面部骨骼：如果天生臉部骨骼較大，就不可能變成「小臉美人」。

三、肌肉：面部咬肌發達，也是導致胖臉的一大因素。

如果能正確分類胖臉的類型及原因，就能夠透過一些方法，達到瘦臉的效果。舉例來說，如果臉是因為肌肉碩大引起的肥胖，就請拒絕口香糖、甘蔗……等能夠鍛鍊咀嚼肌，讓臉部肌肉更加健碩的食品；而只要是「脂肪胖臉」，就能夠單從飲食上著手，而達到瘦臉的功效。也就是說，

平日三餐中多吃那些具有「消腫利濕」效果的蔬果，像是冬瓜……等。

其次，由於肥胖的人體溫散熱慢，動不動就出汗，潮濕的皮膚很容易因此受到刺激和傷害。特別會在頸部、陰股部、腋窩等處，出現令人發癢的紅色丘疹；且部分肥胖者可能在頸部、腋下及腹股溝等皺褶部位，產生一種外表難看的，呈現棕黑色的皮膚表皮增厚斑塊（黑色棘皮症）。

再者，過度肥胖及運動的不足，會導致靜脈壓力升高，而形成所謂「鬱血性皮膚病變」（Stasis dermatoses）。這種皮膚的病變最好發於人體下肢，並且造成濕疹、靜脈曲張及腿部潰瘍……等情形；如果淋巴循環系統也受到靜脈壓力升高的影響而阻塞，也會發生淋巴性水腫。以上情形，也都可能導致外觀上的不美觀。

最後，過度肥胖下的體重超重，也將增加下肢負荷。久而久之，就會造成身體骨骼的變形；而關節部位（特別是膝蓋與腰部）也會因為負重過度的磨損而發炎。以下，就分別詳談飲食對皮膚、身材、頭髮與牙齒、骨骼的影響。

02 飲食對皮膚的影響

特別是高熱量的食物，像是花生、巧克力、核桃、芒果、各種甜食以及油炸或刺激性的食物（像是辣椒、酒類、冰品等），長期食用都會讓膚質日益惡化。所以，均衡與清淡的飲食，才是徹底向青春痘說「拜拜」的重要關鍵。

當然，東方人的臉色原本就是「稍微偏黃」。只是，如果是過度偏黃，除了有可能是因為急性肝炎或膽結石所造成的「黃疸」外，當然也可能是因為飲食不夠均衡，攝取過多含有色素的食品（像是南瓜、橘子……等）所造成。另外，假設出現「臉色潮紅」，也有可能是因為更年期的因

素、荷爾蒙及維他命B與E缺乏所致。

　　事實上，古老中醫早就有一套單從「臉色」就可以知道有病沒病的望診原則。也就是說，有經驗的中醫師，可以從一個人的臉色及五官等部位，看出90%的疾病（請見下表）。

表 3-1　中醫認為臉面與五官的顏色，是身體內部不健康的表現

	位置	代表健康
部位	印堂	肺臟
	王宮（兩眼之間）	心臟
	鼻子中央或最高處	肝臟
	鼻頭	脾臟
	兩頰	腎臟
	人中	子宮與膀胱
	鼻樑右側	膽
	鼻樑左側	胰臟
	鼻翼兩側	胃
	眼睛正下方	小腸
	外眼角下方	大腸
	髮際與眉毛之間	腦
	額頭至鼻頭間	脊髓
	眉眼兩側到髮際部分	胸部

	位置	代表健康
五官	耳	腎
	眼	肝
	鼻	肺
	口唇	脾
	舌	心
臉色	白色	虛證、寒證
	紅色	實證、熱證
	青色	氣滯血瘀
	黑色	血瘀嚴重、痛症
	黃色	熱證、濕證

　　當然，一個人的膚質不會永遠不改變的，而影響一個人膚質的原因，包括了皮脂線與汗腺的功能（主要原因），還有遺傳、年齡（年紀愈輕、新陳代謝功能越好，皮膚則越為細緻、緊實）、荷爾蒙（如果荷爾蒙功能協調正常，會讓皮膚處於良好的狀態）、季節氣候（夏天氣候較熱下，皮脂腺和汗腺功能旺盛，會導致皮膚性質偏向油性；而在冬天時由於氣候較冷，皮脂腺和汗腺功能都會減緩，讓皮膚性質偏向乾性）、工作性質（例

如從事戶外工作者的皮膚，因為會比室內工作者更容易接觸到紫外線、寒風、灰塵與汗垢，老化速度也會比較快一些）……等變數。

但不要忘了，飲食也占了關鍵性的因素。舉例來說，喜好油膩、刺激性及酸性食物的人，膚質比較容易偏向「油性」；至於喜好吃清淡的蔬菜與水果等「鹼性食物」的人，則比較能讓膚質維持在較良好的狀態。

此外，不良的習慣，像是抽菸、喝酒和長期服用藥物，則會帶走皮膚中大量的維生素和水分，並且加重肝臟的負擔，不但皮膚容易長斑，也將使皮膚加速老化。

事實上，飲食可以在兩方面協助改善皮膚的狀況。首先，你需要減少飲食中的毒素；其次，你的皮膚需要營養才能維持健康。

其中在「減少所吃進去的毒素」這部分，除了少吃不利膚質的食物外，會導致食物出現毒素的不當烹調方式，也應該要避免。例如少吃高溫油炸，最好多吃水煮、蒸、稍微烤過的食物。

✚ 哪些食物會破壞你的膚質？

被認為是「炎症理論教父」的皮膚專家尼古拉斯·培黎康就曾表示，高糖或飽和脂肪的食物可以引起炎症，會加速老化並傷害人的皮膚。而這些食物包括以下幾種：

燻肉（火雞燻肉除外）、貝果、麵包、糖果、穀物（慢煮燕麥除外）、玉米澱粉、玉米糖漿、甜甜圈、速食食品、麵粉、油炸食品、熱狗、霜淇淋、冷凍優酪乳、果醬果凍、人造奶油、糖漿、鬆餅、麵條、烙餅，義大利通心粉，皮塔餅、爆米花、馬鈴薯、調味、白米、蘇打水、白砂糖……等。

他認為飲食中過多的糖分、澱粉、高果糖玉米糖漿、脂肪、氫化油、油炸食品，將會導致你的皮脂腺增加油性分泌，並使毛孔變大。這些食物會導致過多的油性分泌、堵塞毛孔並導致粉刺。

事實上，該如何選擇或避開食物，最有效的方法就是留意皮膚在進食之後的反應，就可以知道哪些食物最好避免。假設冒出痘痘或疹子，就表示吃了皮膚無法處理的東西。

表 3-2　飲食對臉部的影響

	正常現象	缺乏症狀	可能缺乏的營養素	可能過量的營養素
臉	皮膚顏色均勻、光滑、粉紅色、健康、無水腫、面部表情對稱，無不隨意動作	臉色蒼白、擴散性脫色現象	蛋白質	--
		鼻唇兩側脂溢性皮膚炎（白色脂肪性分泌物）	維生素 B1	--
		臉部圓腫，如圓月臉	蛋白質	--
		尋常粉刺	維生素 C、維生素 E	脂肪、醣類、刺激性食物
		酒糟鼻痤瘡	維生素 B2	油膩食物、刺激性飲料、調味料
		眼睛周圍因色素沉積，呈現發黑、黃褐斑	營養不良、菸鹼素	--
眼睛	清亮、有神、眼結膜呈粉紅色及濕潤，角膜周圍無血管增生及充血現象	眼結膜蒼白	鐵（缺鐵性貧血）	--
		眼睛發炎、角膜周圍毛細血管增生、充血	維生素 B2	--
		眼睛畏光、眼瞼發癢	維生素 B2	--
		畢氏斑點、眼結膜、角膜乾燥、角膜軟化症	維生素 A	--
		角膜周圍和鞏膜有色素沉積（如黃色）、夜盲症	維生素 A	高血脂
嘴唇	平滑、粉紅、潮濕、無龜裂、潰瘍或腫	口角炎（嘴角潰瘍、變白）	維生素 B2	--
		口唇病變（嘴唇發紅、腫大且乾燥，下唇有龜裂現象）	維生素 B 群，尤其是氟的缺乏	--

資料來源：《保健營養學》，謝明哲著，五南總經銷。

表 3-3 飲食對皮膚的影響

	正常現象	缺乏症狀	可能缺乏的營養素	可能過量的營養素
皮膚	無發疹或腫，沒有異常黑點、斑疹、白點、曬斑，且膚質潤擇、充實而有彈性	鱗狀皮膚乾燥症	維生素 A、必需脂肪酸、鋅	--
		毛囊性皮膚角化症 點狀皮下出血 （毛囊周圍有充血斑紅點） 紫斑症	維生素 A、必需脂肪酸、維生素 C	--
		青春成長期的毛囊皮膚症	維生素 K	--
		皮膚不緊實、缺乏彈性	營養不良	--
		黃色瘤	--	高血脂症
		顏色呈黃色	--	胡蘿蔔素
		顏色呈淡色	貧血	
		皮膚炎、癩皮病型	菸鹼素	--
		瓜西奧科兒症型濕疹	蛋白質、必需脂肪酸、生物素、維生素 B6	--
		斑駁皮膚病	維生素 A、必需脂肪酸	--
		陰囊或陰道皮膚炎	維生素 B2	--
		牛皮癬	泛酸	牛磺酸
		尋常粉刺（痤瘡）	--	脂肪、醣類
		皮膚傷口組織復原修補延長	蛋白質、維生素 C、鋅	--
皮下組織	脂肪量正常、無水腫	水腫	蛋白質、維生素 B2	體內鈉鹽
		皮下脂肪太少	消瘦症、蛋白質	--
		皮下脂肪太多	--	熱量（肥胖症）

資料來源：《保健營養學》，謝明哲著，五南總經銷。

03 飲食對頭髮的影響

　　每一位女性都希望擁有一頭濃密且烏黑亮麗的秀髮，但如果出現頭髮脫落、頭髮分岔、髮質暗淡無光……等現象，就表示頭髮的健康出現問題。就以向來是許多男、女共同困擾的掉髮問題為例，不只影響到外觀的美感，也會造成當事人的社交恐懼症。

✚ 如何區分正常與不正常的掉髮？

　　人類毛髮的生長是有週期性的，且健康的頭髮不會輕易掉落，只有等頭髮過了成長期之後，毛髮才會自然掉落。人類的毛髮大約有10萬根左右，通常在洗頭時，才會出現「被動式」掉髮。一般來說，只要每次洗頭掉髮量不要超過70根，應該就屬於正常掉髮範圍，不用過於擔心。

　　理論上，如果飲食健康，身體內所有的細胞也都會健康，當然也包括毛髮。這表示飲食與頭髮健康間，存有相當密切的關係。不少專家就認為，掉髮的最大敵人，排除基因問題之外，占患者最大比例的殺手，就是壓力、睡眠不足和飲食不正常。

　　所以，有掉髮困擾的人，其實可以先從飲食開始著手改善。因為不少調查就發現，有些東西不僅沒有促進生髮作用，吃多了可能還會造成掉髮，而這些食物包括以下幾種：

　　一、高醣類食品：糖類在被身體吸收、分解時所產生的高熱能，會促使汗腺與皮脂腺分泌旺盛。一旦皮下脂肪過度堆積，就容易堵塞毛囊，進一步導致掉髮的問題。且甜食在體內代謝過程中，會生成大量酸性物質，將有礙頭髮生長。

　　二、油膩食物：例如肥肉或油炸類食物富含動物性脂肪，在代謝過程中會產生酸性物質，而影響了血液的酸鹼值以及頭髮的正常生長。此外，攝取太多脂肪，堆積在皮下的脂肪因而增厚、促使皮脂腺分泌過盛，將導致皮脂外溢，影響毛囊功能而使頭髮脫落。

　　三、辛辣料：從中醫的觀點來看，掉髮最主要的原因是「肝腎虛與氣不足」所致。因此，會傷「肝」、「腎」，以及「耗氣傷津」的辛香料，像是蔥、蒜、辣椒、胡椒、芥末、咖哩……等，因為容易造成頭髮失去滋潤而焦枯、掉落，都是應該極力避免攝取的食物。

　　四、菸、酒：香菸會使血液循行至頭皮微血管的功能受到影響，從而對頭髮產生不良影響。另外，中醫理論認為，酒能生「濕」、「熱」，會妨礙皮脂腺的正常分泌，進而造成頭髮掉落。

　　由於頭髮的主要成分是含有硫氨基酸的蛋白質，以及數十種微量元素。因此，一旦體內缺鐵及蛋白質，頭髮就會變黃及分叉；如果缺乏植物油、維他命A、蛋白質和碘，頭髮則會發乾、無光澤、容易折斷；缺維他命B群時，會出現脂溢性皮炎和頭髮脫落現象。

　　所以，想要避免掉髮，甚至是想要擁有健康的頭髮（增加髮量與頭髮的品質），除了要避免以上傷害頭髮的食物外，更重要的就是多多從食物中攝取對頭髮或頭皮有益的營養素。

表3-4　飲食對頭髮的影響

正常現象	缺乏症狀	可能缺乏的營養素	可能過量的營養素
有光澤、髮根固定、不易拔扯	缺乏光擇、乾燥	蛋白質、必需脂肪酸	--
	稀少	蛋白質、生物素、鋅	維生素 A
	呈現多種顏色（因頭髮脫落所致）	蛋白質、銅	--
	頭髮容易拔起卻不會疼痛、易斷落	蛋白質	--

資料來源：《保健營養學》，謝明哲著，五南總經銷。

04 飲食對牙齒與骨骼的影響

國外曾有研究發現，常常飲用隱藏大量糖分和添加物的碳酸飲料，沒有做好日常的潔牙工作，牙齒就容易軟化、酸蝕而變色及蛀牙。此外，由於碳酸飲料含磷酸，磷酸會增加副甲狀腺素的分泌，導致鈣從骨骼裡被釋放、骨質容易流失，讓兒童因為無法儲存骨本而長不高，成人則會出現骨質疏鬆的問題。

事實上，飲食對骨骼也會有間接性的影響。其中最主要的，就是飲食造成的肥胖，特別是腹部的脂肪過多。因為許多研究都顯示，雖然體重正常，但只要腰圍過粗，不僅會增加罹患代謝症候群、糖尿病與心血管疾病的風險；如果腹部的脂肪過多，也會促使骨質流失，降低骨骼強度。

有專家認為，腹部肥胖的人骨質強度之所以較低，很可能與他們體內的可體松濃度較高有關。可體松是一種壓力荷爾蒙，可以降低人體對鈣質的使用效率。因此，當體內可體松的濃度較高時，就容易促使骨質流失、降低骨骼的強度，最終導致骨質疏鬆症的產生。正因為如此，也有研究顯示長期處於憂鬱情緒的人，罹患骨質疏鬆症的風險，也較常人為高。

表 3-5　飲食對牙齒、指甲與骨骼的影響

	正常現象	缺乏症狀	可能缺乏的營養素	可能過量的營養素
牙齒	牙齒有光澤、無蛀牙、無疼痛	斑齒、蛀牙、掉牙	--	維生素 B2、糖
指甲	堅實、粉紅	薄脆、無光澤、長得慢	熱量、蛋白質	--
		破裂起稜	維生素 A、蛋白質	--
		匙狀甲、指甲顏色蒼白	鐵	--

資料來源：《保健營養學》，謝明哲著，五南總經銷。

✚ 5大摧殘骨骼的食物

以下這5類食物如果攝取過多，不但影響鈣的吸收，更會加速鈣從小便或大便中，大量排出體外，影響骨骼的正常發育及運作。

一、高磷食物： 過多的磷會導致鈣大量的流失，造成血中鈣含量過低，並且抑制骨骼的鈣化，同時也會引起神經過度興奮而導致抽筋。含磷較多的食物，以肉類最為常見，且肉類所含的鈣也是少之又少。以一個手掌大小的4兩瘦肉為例，只有20毫克左右的鈣，但卻含有將近200毫克的磷。

此外，磷也廣泛存在於含有食品添加物的加工食品、零食和速食簡餐之中，例如香腸、火腿、肉罐頭、洋芋片、速食麵和可樂……等。如果長期攝食這些食品，並且累積過量的磷，就會嚴重影響到鈣和鐵的吸收。

二、高蛋白食物： 適量的蛋白質可協助鈣的吸收，但過多的蛋白質反而容易造成鈣質由尿液中大量的排出。而蛋白質廣泛存於肉類、內臟、魚類、家禽、蛋類、牛奶及其奶類製品、豆類、核果類……等之中。

三、鹽分： 鹽素有「偷鈣賊」之名，會加速流失骨骼的鈣。特別是味蕾減少、口味偏重的老年人，特別喜愛吃高鹽分的食物，像是醬瓜、豆腐乳、海苔醬、肉鬆等各式罐頭食品及醃肉、鹹魚、臘肉……等。因此，鹽分對於老年人骨骼的摧殘，也就更加雪上加霜。

四、富含草酸與植酸的食物： 草酸、植酸會在體內與鈣結合，形成不溶解的鈣鹽，不但會阻礙鈣質的吸收，更可能會形成各種結石。一般來說，草酸、植酸普遍多存於植物較硬的部分，例如種子的外皮，或是蔬菜的梗，像是菠菜、茄子、番薯、花生、巧克力……等。

因此，為了減少鈣與草酸、植酸的結合，有服用鈣片的人，最好錯開正餐時間（最好在空腹或飯後一小時左右再服用），以免食物中的草酸、植酸影響鈣的吸收。

五、咖啡與酒： 由於濃茶、咖啡及酒都有利尿作用，自然會增加由尿中排鈣的情形。曾有研究顯示，每天喝2杯以上咖啡的人，會提升50%的骨折機率，喝4杯以上咖啡的人，骨折機率約是正常人的3倍以上。

至於酒精，則會直接攻擊摧毀骨骼細胞。此外，酒也會損害黏膜，影響腸道對脂肪的吸收，造成大量不被吸收的脂肪與腸內的鈣結合，也是造成鈣質大量流失的原因。所以酗酒的人血鈣濃度會明顯下降。據統計每天喝2杯酒的人，其骨折機率為正常人的2倍；喝4杯以上，則提升至7倍，酒對人體的傷害無孔不入。

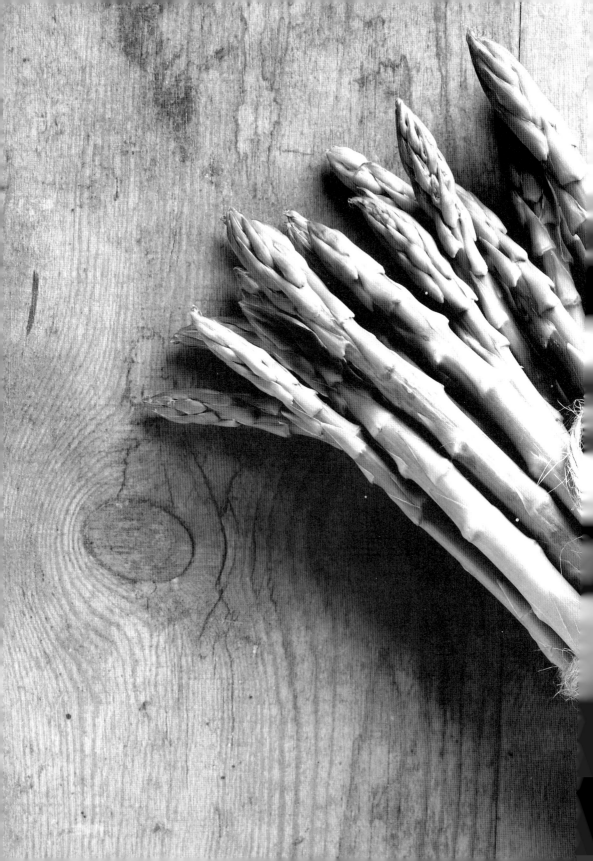

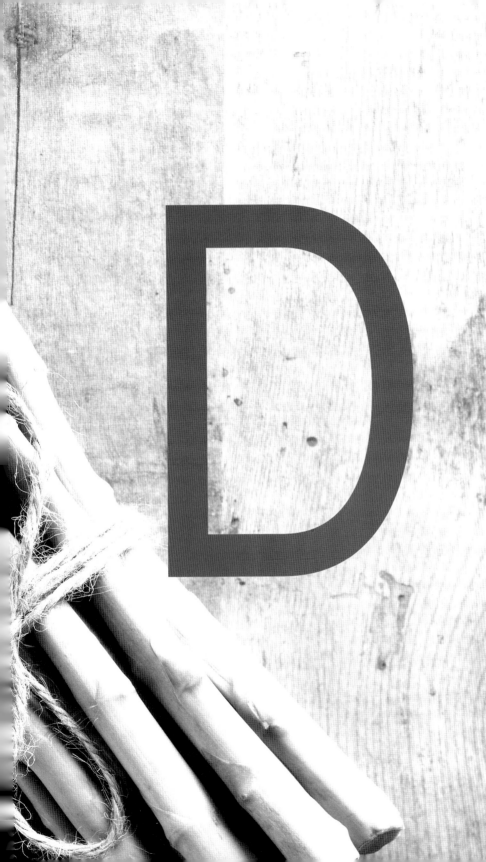

D

健康與美麗的密碼，藏在食物成分裡

　　在了解飲食對人體內在健康與外在美麗的關係之後，想要同時獲得健康與美麗的人就得先徹底了解食物裡，到底「藏」著哪些重要的營養成分？這是因為各種必需營養素，在促進健康與美麗兩方面，扮演著非常重要的角色。

　　甚至，新的「營養醫學」的提倡者，還希望以營養素取代藥物，當做治療疾病的方式之一。

01 什麼是「營養醫學」？

　　第一位提出營養醫學（Nutraceutical）概念的人，是美國醫療創新產業基金會主席費利斯（Dr. Stephen De Felice）。他在1976年，第一個將營養醫學定義為「食物或食物部分物質，可以用來提供疾病的預防或治療，以達到健康促進學問」，並且在1989年結合營養（Nutrition）與藥用學（Pharmaceutical），創出一個新的名詞——Nutraceutical。簡單來說，就是「以營養素取代藥物，當做治療疾病的相關醫學」。

　　儘管1999年美國學者鄒塞（Zeisel）曾重新闡釋了營養醫學的定義，但真正將營養醫學發揚光大的人，卻是美國功能醫學（與傳統將疾病治療重點放在個別症狀上的西醫不同，功能醫學強調預防及處理身體不平衡狀態的重要性，並且將營養素的劑量、配方以實證醫學的做法，來強化治療的標準法則，以重建人體細胞的平衡，進而達到活化器官功能與回復健康的目的）之父——布蘭德（Dr. Jeffrey Bland）。因為他是第一位將營養醫學，當成實證醫學來進行研究，並且確認營養素對人體細胞影響的人。

　　營養醫學的目的，就是希望可以透過許多營養素，像是維生素、礦物質、微量元素，甚至是草本植物等，透過不同的配方與組合，從「調整一個人的細胞分子到器官功能」，以全人的觀點達到預防甚至是治療疾病的

目的。

在國外，營養醫學不但備受重視，更被用在治療癌症、心血管、腸胃道疾病、慢性疲勞及肌肉發炎，甚至是戒斷毒品上。以美國醫療界龍頭——梅約（Mayo Clinic）為例，其整合醫療中心主任鮑爾（Brent A. Bauer），就以營養醫學做為他倚重的治療主軸。

只不過，雖然在美國，保險公司都願意接受以上的「另類療法」，享有同樣的保險給付。但在台灣，由於全民健保的給付仍以正統西醫與中醫為主，其他的自然療法就只能存在自費項目的市場裡，幾乎很少有醫院會採取營養醫學的醫療行為，進一步影響了營養醫學在台灣的重視、生根與發展。

不過，儘管自然醫學的種類千百種，但目前也只有營養醫學得以走進醫學院或醫院的大門。這是因為營養醫學，也很重視主流醫學所講求的「實證」所致。也就是說，哪種疾病該使用哪些營養素？劑量是多少？吃多久？都必須有憑有據地在每個處方中嚴格確定。目前，國內比較多醫院所進行的營養醫學，主要是對癌症患者提供一定且必需的營養補充。

02 人體需要哪些必需營養素？

由於維持人體每日正常運作，需要各種營養素、維生素及礦物的參與。而一旦缺乏的話，自然會不利身體健康的發展。因此，每個人都必須從各種食物中，攝取這些充足的營養素。

臺北醫學大學教授謝明哲指出，「食物」（Food）是指「凡一種以上可直接食用的營養素，或是經過調配成可食用的營養素。」他將各類食物，又分為「動物性」與「植物性」兩種：

至於「營養素」（Nutrients）的定義則是：人體由外界攝取的適當

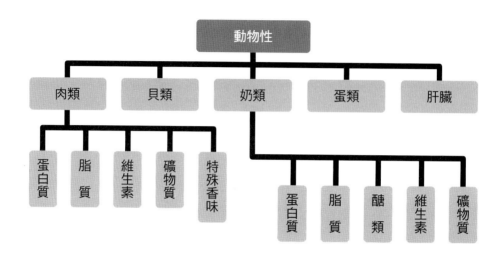

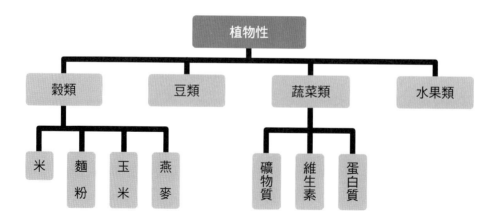

▲圖 4-1　食物分為動物性與植物性兩種
　　資料來源：彙整自謝明哲《保健營養學》，五南總經銷。

物質，並做為人體內物質變化的基質。其中，「必需營養素」（Essential Nutrients）是身體不能自行合成，或是合成量不足，但為了滿足身體需要而必須從食物中攝取的成分。最明顯的就是醣類中的葡萄糖，以及脂質中的亞麻油酸及次亞麻油酸兩種。

但是，關於營養素的分類，各學者的分類不同。例如謝明哲將食物依其營養特性，分為「五穀及根莖澱粉」、「油脂」、「肉魚豆蛋」、「奶」、「蔬菜」及「水果」六大類，分別提供「醣類」、「脂質」、「蛋白質」、「蛋白質、鈣與維生素B2」、「維生素、礦物質、纖維素、植物化學素」以及「維生素與纖維質」為主的營養素。

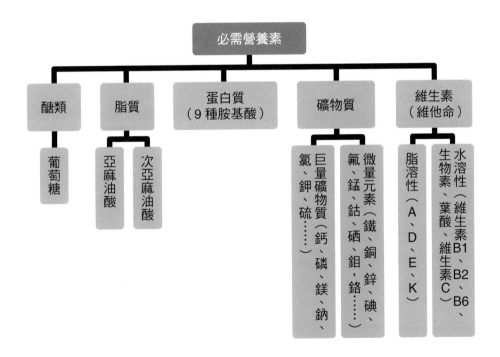

▲圖 4-2　必需營養素的種類
　　　　資料來源：彙整自謝明哲《保健營養學》，五南總經銷。

　　而有的專家是以「醣類、蛋白質、脂肪、維生素、礦物質與微量元素及水6大類」做區分；有專家則是將「醣類（碳水化合物）、脂肪、蛋白質、維生素（維他命）、礦物質與膳食纖維」，合稱為「6大基本營養素」。而除了以上幾類之外，近幾年來，又多加了一個「植化素」。不過總的來說，人體所必須具備的營養素有以下7大類：

　　一、脂肪（酸）：脂肪（酸）又稱為脂質或油脂，是維持人體生命健康中，最重要的油脂成分。脂肪是人體最有效的熱能來源，一公克脂肪可以產生9大卡的熱量。它不但是體內重要的物質成分，最大功能是幫助脂溶性維生素的吸收與利用、進行生化調節、提供人體必需脂肪酸（亞麻油酸、次亞麻油酸），也會對人體臟器進行隔絕與保護的作用。一旦攝取不足，則易形成細胞膜功能不全、激素分泌不足下的生長遲緩、生育能力與皮膚的異常。

　　另外，由於脂肪可以增加食物的美味與飽足感。所以，如果過量攝取的話，過多的熱量將會造成肥胖，不但增加心血管疾病（心肌梗塞、腦血管阻塞型腦中風）的風險，也將提高罹患乳癌及大腸癌的機率。

　　脂肪（酸）只是一種綜合性的名稱，其下還包括各種的分類（請見下圖），且具有不同的功能。例如「飽和脂肪酸」會增加血液中的中性脂肪及膽固醇；「單元不飽和脂肪酸」可降低血中膽固醇，並調整胃酸的分泌；多元不飽和脂肪酸具有降低血壓、血糖值與血中膽固醇的功效。

表 4-1　三種脂肪酸的食物來源及功能

分類	食物來源	功能
飽和脂肪酸	肉類、奶類，以及椰子油、棕櫚油等植物油。	會增加血液中的中性脂肪及膽固醇。
單元不飽和脂肪酸	存在於植物的果實中，例如橄欖油、葵花籽油……。	可降低血中膽固醇，並調整胃酸的分泌。
多元不飽和脂防酸	魚類及玉米油、黃豆油、芥花油等植物油……。	具有降低血壓、血糖值與血中膽固醇的功效。

資料來源：《100 種健康食物排行榜》，康鑑文化編輯部著，康鑑文化出版。

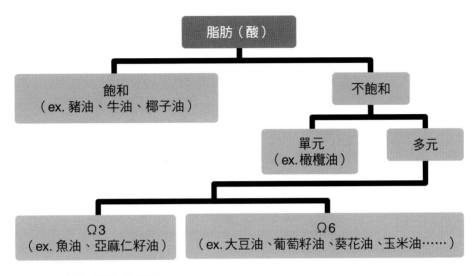

▲圖 4-3　脂肪（酸）的分類

　　值得注意的是，近幾年在媒體的大力放送之下，一般民眾都知道飽和性脂肪攝取過多，對身體健康有嚴重的危害。但事實上許多研究也發現，多數慢性發炎、過敏或癌症，都與攝取過多含有Ω6脂肪酸的油有關，而多多補充富含Ω3的油，像是魚油等，反而可以平衡及改善以上大多數身體上的不適。

表 4-2　**脂肪（酸）的食物來源、功能與過量及缺乏下對健康的影響**

功能	熱量來源之一、可維持體溫，也是人體細胞膜與血液的構成成分，能夠保護皮膚與內臟，且幫助脂溶性維生素的吸收與利用。
每日攝取量	佔膳食總熱量的 30%。
食物來源	動物性及植物性油脂、肉類、蛋類、奶類、堅果類……等。
攝取過量結果	攝取過多易造成肥胖，進一步產生動脈硬化、大腸癌、乳癌等疾病。
攝取不足結果	能量攝取不足或造成活力不足，以及必需脂肪酸缺乏或激素分泌不足、細胞膜功能不全，造成身體組織結構變弱，以及器官的保護作用喪失、脂溶性維生素不能被吸收（缺乏）、食慾不振……等。

二、**維生素**：又分成脂溶性與水溶性兩種，都是人體正常運作的基本分子。一旦身體缺乏這些維生素，將使新陳代謝無法正常進行，並且導致疾病的發生。

整體來說，維生素主要的功能在於維持人體正常的生理功能運作，它可促進各種營養素（蛋白質、脂肪、醣類）的代謝與熱量的利用，並維持正常的消化、吸收、心智健康與抵抗疾病，是維持生命活動中，不可或缺的營養素。

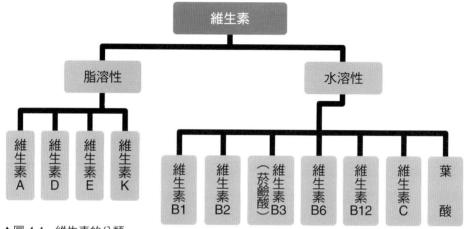

▲圖 4-4　維生素的分類
資料來源：彙整自《家庭營養速查典》，蔡語涵、許醉英、李美月著，書泉出版。

表 4-3　**各種維生素的食物來源、功能與過量及缺乏下對健康的影響**

	功能	食物來源	攝取過量結果	攝取不足結果
維生素 A（視黃醇）	維生素 A 是視網膜色素的成分，可讓眼睛維持正常的視覺，且能保護眼睛及上皮細胞組織與黏膜的健康、增強對傳染病的抵	植物性來源（類胡蘿蔔素）包括黃綠色的蔬菜、水果、海菜。	所有營養素中，維生素 A 的毒性最大。成年人如果每天服用量超過 50 毫克就會中毒；兒童一次大量攝入 100~300 毫克，就會導致急性中毒。假設是肝病患者，就算不到以上的劑量，也有可能中毒。且有研究顯示，如果是懷孕婦女，只要 5~10	容易導致夜盲症、上皮細胞及皮膚乾燥與角質化（毛囊角化症）、造成消化及呼吸器的弱化，導致致發育不良、皮膚乾

（續下頁）

表4-3 各種維生素的食物來源、功能與過量及缺乏下對健康的影響（續）

	功能	食物來源	攝取過量結果	攝取不足結果
維生素A（視黃醇）	抗力，以及促進骨骼與牙齒的生長。	動物性來源包括魚肝油、肝臟、蛋黃、牛乳、起士、魚、家禽、肉類等。	毫克的單位劑量，就有可能造成新生兒缺陷。一般服用過量維生素A的中毒症狀是：皮膚乾燥、指甲脆弱、掉髮、齒齦發炎、噁心、疲倦與容易發怒，並出現肝腫大、組織改變、膠原增加與高血脂情形、關節疼痛、長骨變厚、軟骨鈣化及高血鈣症；假設是急性中毒，則會出現頭痛、嘔吐，以及顱內壓力增強而導致的昏迷；孕婦則會產下畸胎。正由於維生素A過量會導致中毒，所以，一般醫師都不建議直接補充維生素A，最好是透過天然食物來吸收維生素A比較保險。	燥、乾眼症，以及對傳染病抵抗力減弱。
維生素B1（硫胺素）	是促進動物生長及能量代謝的重要輔助因子，並且保持神經機能正常。因此可增強食慾、促進腸胃蠕動與消化液的分泌、預防與治療腳氣病與神經發炎。	豬肉、酵母、全穀類或強化穀類（糙米）、核果、乾豆類、葵花籽、白麵包、烘焙製品、胚芽、瘦肉、魚類、動物肝臟、海菜等。	過多的維生素B1會由尿液排出體外，所以維生素B1過量的情形並不常見。	多發性神經炎、腳尖無力與膝蓋反射功能失常、感覺麻木或麻痺；心臟肌肉彈性變差，進一步影響體內血液的循環、導致心臟肥大，並形成四肢水腫或嚴重的腹腔、胸腔積水及腳氣病。另外，因腸胃蠕動變慢，造成食慾變差與便秘。

（續下頁）

表4-3 各種維生素的食物來源、功能與過量及缺乏下對健康的影響（續）

	功能	食物來源	攝取過量結果	攝取不足結果
維生素 B2（核黃素）	幫助蛋白質、脂肪與醣類的代謝（氧化還原作用）；促進成長與皮膚、頭髮、指甲……等細胞的再生，有保護黏膜與促進人體各部位正常發育的功能，並可預防眼睛血管充血、疲勞與嘴角破裂。	乳製品、全穀類、強化麵包、深綠色葉菜、海菜、茶葉、蘑菇、蛋類、肝臟及牡蠣等。	過多的維生素 B2 會由尿液排出體外，所以維生素 B2 過量的情形並不常見。	眼睛畏光、眼瞼發癢及角膜充血；口唇病變及口角炎，也會出現脂漏型皮膚炎，並且影響脂質的代謝、造成生長遲緩、發育不良。
菸鹼酸（維生素 B3）	可降低膽固醇，且是醣類代謝的重要輔助因子（是蛋白質、脂肪及醣類代謝的輔酶），可維持皮膚及視神經系統的健康。	魚類（鮪魚、比目魚）、動物肝臟（牛肝）、肉類（雞胸肉、牛肉）、蘑菇、堅果類、豆蛋奶類、全穀類、綠色蔬菜。	高劑量會導致血管擴張並產生潮紅，造成皮膚敏感、發癢或神經病變。嚴重會導致肝臟損傷，甚至肝衰竭。	舌頭與嘴唇紅腫疼痛、發炎、噁心、嘔吐、疲勞倦怠、胃酸缺乏，並因腹瀉造成體重減輕；皮膚紅腫及粗糙，且在手、肘、頸與膝部會有鱗狀脫皮。
泛酸（維生素 B5）	是輔酶 A 的構成成分，可協助蛋白質、脂肪與醣類的代謝，且與抗體、荷爾蒙及類固醇激素的合成有關。	廣泛存在食物中，尤其是蛋黃、動物肝臟（牛肝）、腎臟、酵母、堅果類（花生、	幾乎不具毒性，所以維生素 B5 過量的情形並不常見。	導致腎上腺機能不足及衰退、頭髮變白、皮膚布滿皺紋，容易疲勞、暈倒。此外，也常在長期酗酒的人身

（續下頁）

表 4-3　**各種維生素的食物來源、功能與過量及缺乏下對健康的影響（續）**

	功能	食物來源	攝取過量結果	攝取不足結果
泛酸（維生素 B5）		黃豆粉）、魚肉類、綠色蔬菜、玉米、穀類（麥片、麥麩）。		上見到，例如手足麻痺、刺痛，或出現嘔吐、疲勞等，缺乏時會造成的神經性症狀。
維生素 B6	幫助體內蛋白質的代謝以及紅血球、荷爾蒙、酵素與抗體的製造；是神經傳導物質的重要成分，可協助神經系統的傳導功能，也能緩解憂鬱感及孕婦的嘔吐。	肉類、家禽類、魚類、蛋奶類、豆類（扁豆）、玉米、蔬果類（香蕉、馬鈴薯）等。	長期攝取 200 毫克以上，可能造成皮膚或神經病變，包括運動失調、肌肉無力及喪失平衡感。	極度缺乏比較少見，主要是會出現知覺神經障礙、貧血、嘔吐、抽搐、痙攣、煩躁、驚厥，或是脂漏性皮膚炎、口角炎、舌炎、神經發炎、貧血，以及腎臟及膀胱結石。
生物素（又稱為維生素 B7 或維生素 H）	幫助蛋白質、脂肪與醣類的代謝，並維持頭髮與皮膚的健康。	魚肉類、全穀類、蔬菜類、動物肝臟等。	生物素存在體內的量很少，不易造成中毒，因此生物素過量的情形並不常見。	若長期食用生蛋白則可能造成生物素缺乏的症狀，像是神經性厭食、噁心、舌炎、皮膚炎及憂鬱，且人體生長也會受到阻礙。
葉酸（維生素 B9 或麩胺酸）	促成核酸與核蛋白的合成，讓紅血球正常形成（幫助紅血球生成）以達到惡性貧血的預防，且可	啤酒酵母、牛肉、動物肝臟（特別是牛肝）、綠色蔬菜（菠菜）、魚類（鮭魚	由於葉酸的毒性極低，所以過量的情形並不常見。只是如果每日攝取量超過 350 微克時，可能會影響到鋅的吸收。	骨髓中紅血球製造發生問題，使紅血球體積變大，產生所謂的「巨球型貧血」；如果孕婦缺乏

（續下頁）

表 4-3　各種維生素的食物來源、功能與過量及缺乏下對健康的影響（續）

	功能	食物來源	攝取過量結果	攝取不足結果
葉酸 （維生素 B9 或麩胺酸）	預防胎兒神經血管產生缺陷。	、牡蠣）、香菇、橘子、蘿蔔……等。		葉酸，則易造成流產，或產下神經管缺陷症的畸形或生長遲緩的胎兒。
維生素 B12	促進蛋白與核酸的合成，並參與醣類與脂肪的代謝；促進紅血球的生成，並可預防與治療惡性貧血，以及其所引發的神經系統疾病（維持中樞神經系統機能）。	內臟類（肝、腎、心）、肉類、奶蛋類、魚貝類等。	大量服用維生素 B12 未有明顯的毒性報告，所以過量的情形並不常見。	絕對素食與胃部切除的人，會有維生素 B12 缺乏的危險，且因為紅血球在製造過程中受到干擾，將會導致惡性「巨球型貧血」；脊髓與神經的病變，也就是脊髓（神經）退化症。有時，缺乏並非來自於飲食上的偏差，而在於身體內對維生素 B12 吸收能力不良所致 。
維生素 C	是細胞間質的主要構成物質，可以讓細胞維持良好的形狀、促進膠原蛋白的生成、加速傷口的癒合；具有抗氧化力，可提高身體對傳染病的抵抗力	深綠色及黃、紅色蔬菜（硬花甘藍、花椰菜、青椒、番茄、芹菜、蕪菁……等）及水果（木瓜、草莓、柑橘等）	高劑量攝取（1 克以上）會產生胃部發炎、腸胃不適、腹瀉等副作用；有些人則會出現腹脹、排氣或腹瀉等症狀；另有研究顯示，會增加腎結石的可能。	最主要是壞血病、牙齦及皮下出血、微血管脆弱，影響傷口癒合，喪失食慾、疲倦；此外，身體抵抗毒素的能力也會降低、骨骼痠痛、脆弱，容易骨折。

（續下頁）

表4-3 各種維生素的食物來源、功能與過量及缺乏下對健康的影響（續）

	功能	食物來源	攝取過量結果	攝取不足結果
維生素 C	及抗癌作用；有美白皮膚的效用；促進腎上腺皮質激素合成及提高抗壓力。	較多，動物性食品含量較少。		
維生素 D（鈣化固醇）	促進鈣與磷在小腸的吸收及代謝，促進骨骼與牙齒的鈣化（正常發育），保持血液中的鈣質平衡，並維持神經與肌肉的生理所需（有助神經傳導與肌肉收縮）。	使皮膚獲得充分的日照即可得到足夠的維生素 D；食物來源為維生素 D 強化的牛乳或穀物類、富含脂肪魚類（沙丁魚、鮭魚）及肝臟、蛋黃、日曬過的香菇、乳酪等。	每天攝取最好不超過 10-20 微克（μg），過量會導致血管的收縮、增加血液中的鈣與磷的含量（因骨骼中的鈣與磷釋出到血液中），並導致鈣沉積在體內器官（例如腎小管、血管、心臟與肺臟等軟組織）中，形成「高血鈣症」、嘔吐、下痢，或增加腎結石及腎臟鈣化的可能。但值得注意的是：過度曝曬並不會造成維生素 D 的毒性，只有過度從食物中攝取維生素 D 才會中毒。	容易導致兒童佝僂症及體重減輕、成人軟骨症或骨質疏鬆症；另外，也容易造成蛀牙及甲狀旁腺腫大。
維生素 E（生育醇）	保護及維持細胞結構的完整、防止肌肉萎縮與腦軟化症；保護紅血球、具抗氧化成分，預防細胞膜氧化及過氧化脂質的生成，並能加強抵抗力；維持生殖機能，並且抑制血小板凝固，有助減少發生心臟病	植物油（玉米油、大豆油、紅花籽油、小麥胚芽油等）、全穀類、深綠色葉菜類、堅果類、種子類等。	每天攝取最好不要超過 800 國際單位（IU），因為過量維生素 E 會抑制維生素 K、延長血液凝固時間，進一步形成頭痛、頭暈、疲倦、腸胃不適、食慾不振……等症狀。	嬰兒將導致貧血、兒童和成人導致神經病變和肌病。過量可能造成暈眩、腸胃絞痛、出血、高血壓，以及生殖器官退化、導致不孕；肌肉萎縮與肌營養不良；影響血管壁的完整性及神經系統，引起中樞

（續下頁）

表4-3　各種維生素的食物來源、功能與過量及缺乏下對健康的影響（續）

	功能	食物來源	攝取過量結果	攝取不足結果
維生素 E（生育醇）	的可能（曾有研究顯示，維他命 E 與阿斯匹靈共用可預防心臟病及攝護腺癌等）。			神經系統壞死與軸突萎縮。
維生素 K（葉綠醌）	催化肝臟合成凝血因子，可幫助凝血，防止流血過多、維持肝臟健康並強化骨骼。	深綠蔬菜（菠菜、青豆、花椰菜）、紅蘿蔔、白菜、蕃茄、動物肝臟（豬肝）、蛋等。	高劑量的人工合成維生素 K 具有毒性，其影響結果包括：貧血及可能導致肝臟受損。不過，儘管攝取過多可能抵消抗凝血劑的作用，但一般透過正常飲食所攝取的維生素 K，比較不會有這方面的問題。	因為將延長血液凝結時間，造成新生兒出血症、成人低凝血酶原症（受傷時，血液難以凝固而出現失血過多），或是出現小腸吸收障礙、膽管及腸道疾病。

資料來源：網路及《健康食品停看聽》，顧祐瑞著，書泉出版。

　　三、巨量礦物質與微量元素：在人體內，大約有高達70多種礦物質（Mineral），但總量僅占人類體重的4%~5%。它們的總量雖少，卻是維持生命必需的要素，一旦有一種礦物質過量或不足，就可能擾亂身體平衡。

　　已有許多研究顯示：現代人由於飲食、生活環境、型態的改變，導致礦物質較以前的人缺乏。因此，慢性疾病和癌症發生機率較以前高，據推測也可能與「礦物質不均衡」有密切關聯。

　　人體中的礦物質我們可將它分為「巨量礦物質」（Major Minerals）與「微量礦物質」（Trace Minerals）兩類。這些礦物質與微量元素，是構成身體細胞（例如骨骼、牙齒、肌肉、血球與神經）的主要成分，它能夠調節人體各項生理機能，像是維持體內的酸鹼平衡、滲透壓、神經傳導、

肌肉的收縮等。

以上兩大類礦物質，如果是人體健康不可或缺的基本元素，且每天攝取量必須大於100毫克以上的，就是所謂的「巨量礦物質」，例如鎂、鈣、磷、鈉、鉀、氯、硫……等，計量單位是以克（g）或毫克（mg）來計算。其中，又以鈣及鎂最為重要。

除此之外的礦物質，像是鐵、鋅、鉻、碘、銅、錳、鈷、硒、……等，都叫做「微量礦物質」或「微量元素」。相對在人體含量與每日必需攝取量就非常少，少到必須以百萬分之一克（μg或mcg）來計算，且人體內也只有不到1%，是由微量元素所構成。

不過，儘管微量元素需要得少，但也不能完全缺乏。像是鐵就與貧血有關；鋅則與維護正常性腺機能、免疫系統和醣類代謝都有關係；且即使是引起重金屬汙染疑慮的鉻（Chromium）或鎘（Cadmium），也同樣是人體所需微量元素之一。

以鉻為例，它能促進人體內糖與脂肪的代謝。一旦完全缺乏鉻元素也有可能引起糖尿病和動脈硬化疾病；至於鎘，也常存在於正常人類腎臟皮質中。只不過因為這些微量礦物質所需甚少，只要經由日常的空氣、食物、飲水等管道，就能讓人體攝取足夠的量，完全不需要再經由受金屬汙染的食物，像是稻米、魚、鴨這些食物而來。

礦物質雖是人體正常運作所必需的元素，且各個具有不同的功能（請見下圖），但不論是過量或缺乏，對身體健康也都是不利的。其中，太多的礦物質進入人體，將會導致中毒的危險；至於長期完全缺乏，也會導致慢性疾病的發生。

所以，對於生活忙碌、飲食常常不均衡的人來說，「注意飲食均衡及多元性，少吃加工食品與來源標示不明的食物」，將是最重要的飲食遵守原則。而就算要額外補充，最好能找專業的醫師、藥師與營養師進行諮詢，才能獲得足量的身體所需。

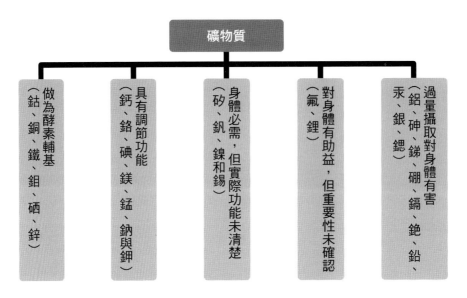

礦物質

做為酵素輔基
（鈷、銅、鐵、鉬、硒、鋅）

具有調節功能
（鈣、鉻、碘、鎂、錳、鈉與鉀）

身體必需，但實際功能未清楚
（矽、釩、鎳和錫）

對身體有助益，但重要性未確認
（氟、鋰）

過量攝取對身體有害
（鋁、砷、銻、硼、鎘、鉍、鉛、汞、銀、鍶）

▲圖 4-5　礦物質的分類
資料來源：彙整自《營養與代謝》，David Bender 著，許青雲等譯，五南出版。

表 4-4　**各類礦物質的食物來源、功能與過量及缺乏下對健康的影響**

	功能	食物來源	攝取過量結果	攝取不足結果
鈣	是維持骨骼與牙齒的重要成分，讓心臟保持規律的跳動與肌肉的收縮；幫助血液凝結、激化體內酵素（幫助體內鐵的代謝）。	乳製品（牛奶、優酪乳、起司等）、魚（小魚乾、沙丁魚含骨、吻仔魚）、綠色蔬菜、豆及豆製品與海藻類（髮菜）、黑芝麻、杏仁、金針。	持續補充鈣會導致血鈣上升、形成高血鈣症（初期出現噁心、嘔吐、頭痛或便秘現象；嚴重時會有高血壓、頭暈或出現昏迷），降低腎臟的功能並增加腎結石的機會；皮膚也可能出現許多粉刺狀丘疹。	長期嚴重的鈣質缺乏下，成人可能會造成骨骼疏鬆症，兒童產生佝僂病（軟骨症）；此外也會出現容易血流不止、肌肉痙攣、手腳抽筋的低血鈣症狀。
磷	構成骨骼、牙齒及細胞核蛋白中的主要成分，幫助葡萄糖、脂肪、蛋白質。	乳製品、肉魚豆蛋類、全穀類、堅果類、莢豆類等。	影響體內鈣質的吸收，骨質流失嚴重時，會出現「鈣質缺乏」的低血鈣症。	低磷性佝僂症和骨質流失等症狀，嚴重時會導致骨折；此外，也會有食慾不

（續下頁）

表4-4	**各類礦物質的食物來源、功能與過量及缺乏下對健康的影響（續）**			
	功能	食物來源	攝取過量結果	攝取不足結果
磷	代謝並維持血液及體液的酸鹼平衡。			振、疲勞、身體感覺虛弱及肌肉疼痛等症狀。
鎂	構成骨骼與牙齒的主要成分，維持心臟、肌肉及神經的正常功能（因具有鬆弛神經、放鬆神經作用，可使皮膚變得更加美麗）及酸鹼平衡，另外可幫助體內許多酵素的運作、調節生理機能、抑制神經興奮。	種子類（咖啡、可可、杏仁、芝麻、花生粉等）、全穀類（麥芽、麥麩、黑米）、黃豆、堅果類、海產及海菜類（蝦米、乾海帶）、玉米及綠色蔬菜等。	長期服用緩瀉劑的人，最容易導致血液中的鎂含量增高。此時，會出現中樞神經受損、呆滯、昏迷、產生幻覺，並變得焦躁、易怒，嚴重時呼吸機能低下與喪失反射機制等，將會危及性命。	一般來說，因長期酗酒或其他原因而導致肝硬化，以及長期使用一些藥物（如利尿劑……等）的人，才會發生鎂缺乏的情形。其症狀包括衰弱、迷糊等；嚴重時，會出現肌肉痙攣（包括眼球及面部），以及生長障礙、煩躁不安、食慾不振、嘔吐及心跳加快，甚至心律不整、高血壓及心臟病的發生。
碘	合成甲狀腺素（甲狀腺球蛋白）的重要成分，調整細胞的氧化作用並調節體內熱能代謝與蛋白質、脂肪的合成與分解、維持神經肌肉組織。	含碘食鹽、魚類、海菜類（海帶）、蛋奶製品、葵花籽、洋菇、動物肝臟、綠葉蔬菜、五穀類等。	容易造成甲狀腺的相關病變與代謝失調。	甲狀腺腫大，母體缺碘可使嬰兒罹患克汀病（Cretinism），表現出生長遲緩、智力低下等症狀。
鋅	幫助生長與性器官的發育，以及傷口及黏膜的癒合。體內約有100種以上的酵素，需要以鋅做為輔基，且也同時是類固醇、甲狀腺素、促鈣三醇與維生素A接受體蛋白質結構的成分之一。	主要見於蛋白質含量較高的食物中，例如海鮮（牡蠣）、肉類（牛肉）、動物肝臟、乳製品、全穀類、豆類、堅果種子類……等。	腹瀉、痙攣，並會降低銅、鐵的吸收量；另外也會出現噁心、嘔吐，並容易發生心血管疾病。	會使傷口及黏膜的癒合變差、骨骼生長遲緩、掉髮、性腺機能減退、貧血、食慾不振、容易腹瀉、容易感染、味覺與嗅覺能力都下降。

（續下頁）

表 4-4	各類礦物質的食物來源、功能與過量及缺乏下對健康的影響（續）			
	功能	食物來源	攝取過量結果	攝取不足結果
鐵	幫助氧的運輸，也是血紅蛋白、肌紅蛋白與細胞色素的主要成分（可防止貧血），也是體內部分酵素的組成元素，也可幫助身體熱量的代謝及自由基的形成。	肉類（各種瘦肉及海產）、動物肝臟、蛋黃、全穀類、綠色蔬菜（特別是菠菜、花椰菜）、茶葉、種子類（黑芝麻）及豆類、海藻類（紫菜）……等。	心臟病發生機率上升、出現噁心、嘔吐及腹部抽痛，也會增加男性心臟病的風險，以及增加人體氧化上壓力的疑慮。	主要是導致缺鐵性貧血（原因是：血紅素的合成不足）、容易呼吸短促、臉色蒼白、指甲容易斷裂、疲倦、胃口及抵抗力都變差；兒童則會出現學習障礙。其中，素食者、潰瘍患者、懷孕婦女及老年人，最容易缺乏鐵質。
氟	牙齒與骨骼的成分，可進牙齒骨骼的強健，以及加強牙齒抗蛀牙的能力。	加氟的飲用水、茶葉、海帶、蜂蜜、麥芽、杏仁、含氟牙膏……等。	氟攝取過量會產生嚴重齒斑、胃不適和骨骼疼痛。	缺乏氟容易引發蛀牙，並增加老年人骨質疏鬆症的危機。
硒	與維生素 E 可保護組織、細胞膜，防止被氧化破壞，有助於防癌及抗衰老與排除水銀。	蒜頭、蜂蜜、麥芽、杏仁、海產、瘦肉、蛋、全穀及堅果類等。	噁心、嘔吐、指甲變形、毛髮脫落、肝臟疾病、憂鬱、急躁……等。	肌肉疼痛、克山病（Keshan Disease）以及大關節病（Big Joint Disease）；兒童會出現生長遲滯及嚴重關節問題；此外，也可能加速老化現象及筋肉弱化、脫毛與關節僵硬。
銅	催化血紅蛋白的合成（與血紅素製造有關）、促進鐵的吸收；含銅酵素具有抗氧化力，可以減輕與預防發炎，以及促進免疫、凝血、心血管系統的正常運作，並維持	動物肝臟、甲殼類海產（蠔、蝦、蟹……等）、全穀類、乾果類、豆類及堅果類等。	最主要是銅積存於體內組織（肝臟、腎臟）而引起的遺傳性疾病——威爾遜氏病（Wilson's disease）。	會導致貧血、白血球數下降，及骨骼、中樞神經系統和結締組織發育不全、毛髮質地異常、免疫失調，以及發生心臟病。

（續下頁）

表4-4	各類礦物質的食物來源、功能與過量及缺乏下對健康的影響（續）			
	功能	食物來源	攝取過量結果	攝取不足結果
銅	結締組織神經和骨骼的發展。			
錳	是人體新陳代謝過程中的重要物質，可促進中樞神經的正常運作及胰島素的作用，並且維持正常血液凝固的機制。	全穀類（小麥麩皮）、豆類、萵苣、鳳梨、漿果類、堅果種子類、燕麥、豆類、酵母及茶葉……等。	由飲食引起錳中毒的現象並未發生過。另外有疑慮顯示，暴露於高量錳的環境下，可能導致罹患帕金森氏症（Parkinson's Disease）及威爾遜氏病（Wilson's Disease）。	導致骨骼不健全，肝臟及生殖機能弱化與生長遲滯。
鉬	擔任少數酵素的輔基	豆類、穀類、堅果類。	目前已知每日服用劑量大約10~15微克時，可能會出現類似痛風的症狀。	一般飲食不易產生缺乏的情形，但缺乏時，由於尿酸濃度會變高，可能導致痛風。
鈷	維生素B12的成分	含維生素B12的動物性食物有：肝臟、肉類、海鮮、乳製品……等；植物性食物則有：綠色葉菜類、豆芽菜及納豆……等。	紅血球過多症、骨髓過度生長、網狀紅血球炎、血球體積增加。	鈷為維生素B12的構成要素，鈷的缺乏症與缺乏維生素B12相同，也就是導致惡性貧血、生長遲滯及偶發性神經異常。
鉻	協助胰島素促進葡萄糖進入細胞內的效率，是重要的血糖調節劑，可控制糖尿病症；另外可使脂質的代謝順暢，且有減少血中膽固醇或三酸甘油脂作用（預防肥胖）。	全穀類食物、乾芋頭莖、豆腐、巴西果、皮蛋、糙米、綠紫菜、旗魚、鰹魚。	由於食物中鉻含量不高，所以過量情形並不常見。	缺乏時將導致發育成長減緩，可能導致動脈硬化、心臟病、糖尿病及周圍神經炎。

（續下頁）

表 4-4　各類礦物質的食物來源、功能與過量及缺乏下對健康的影響

	功能	食物來源	攝取過量結果	攝取不足結果
電解質鈉（Na）	維持體內血液、滲透壓及酸鹼的平衡，並使肌肉收縮與神經正常作用。	食鹽、醬油、調味料、海產、奶、起司、零食與加工食品……等內，所含鈉及氯的量都很高；而富含鉀的食物則有：水果（鱷梨、香蕉、乾果、橘子、甜瓜、水蜜桃）、蔬菜（馬鈴薯、番茄、萵苣、菠菜、南瓜、地瓜）、乾豆類、麥麩皮、奶製品及蛋……等。	高血壓、發生水腫，甚至昏迷。	體重減輕、生長遲緩、腹瀉、頭痛、肌肉痙攣、食慾不振、疲倦、酸中毒。
電解質鉀（K）	調節神經肌肉的活動、維持心跳規律、體內水、滲透壓及酸鹼的平衡，保持肌肉的活動及部分酵素反應。		長時間攝取大量鉀鹽類，將會導致心臟傳導不佳，造成心跳減慢，嚴重時將危及生命。	心律不整、食慾減低、肌肉痙攣或是肌肉感覺無力、嗜睡、倦怠、嘔吐、腹瀉。
電解質氯（Cl）	維持細胞外液的容量和滲透壓、維持體液的酸鹼平衡，並且參與胃液中胃酸（HCL）的形成。		與鈉（Na）同時存在和高血壓有關。	正常情況下不會造成氯（Cl）的缺乏。

資料來源：彙整自網路及《健康食品停看聽》，顧祐瑞著，書泉出版。

　　四、醣類：又稱為「碳水化合物」，建議攝取量為總熱量的58%~68%。一旦缺乏時，可能會造成體力不佳、體重下降的問題。且會間接使蛋白質不足（蛋白質分解流失）、神經細胞功能與脂質代謝異常、免疫力下降與體內酸鹼不平衡。過多，則會因為熱量的增加而導致肥胖，進一步引發各種代謝症候群，例如三高（高血壓、高血脂與高血糖）。

　　醣類是一個集合名詞，其下還有單醣、雙醣與多醣的區分（請見下圖）。

表 4-5　各種醣類的區分（差異）

	食物來源	甜味	水溶性
單醣類	穀類、水果、根莖葉菜類……	有	有
雙醣類	砂糖、麥芽製的糖果、牛奶、母乳……	大多有	有
多醣類	穀類、薯類、豆類、肉類及動物肝臟……	無	無

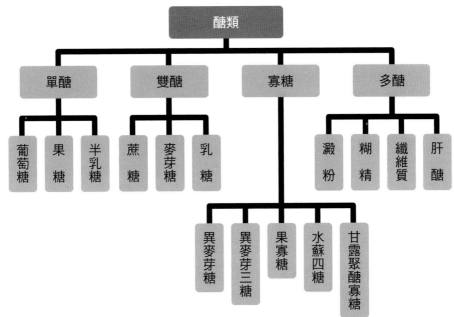

▲圖 4-6　醣類的分類
資料來源：彙整自《家庭營養速查典》，蔡語涵、許醉英、李美月著，書泉出版。

　　醣類裡有一個對身體健康很重要的營養素，就是有「腸胃清道夫」之稱的「膳食纖維」，又稱為食物纖維。其主要的功能是促進胃腸蠕動，又能幫助清除體內廢物及糞便的排出，可以改善腸道環境、促進有害物質的排泄、防止便秘、延緩血糖上升的速度，以及幫助調節血中膽固醇。所以，充分攝取纖維質確實有利於降低痔瘡、便秘及大腸直腸癌……等疾病的罹患率。其又可分為「水溶性」與「非水溶性」兩類（請見下表）。

表 4-6　**醣類的食物來源、功能與過量及缺乏下對健康的影響**

功能	是最好消化的主要熱能來源之一，不但是人體組織的構成成分，其中的葡萄糖更是神經細胞唯一的能量來源。它可以幫助脂肪的代謝、調節生理機能、維持體溫；至於膳食纖維，則具有特殊保健作用。 是人體重要能源，分解後葡萄糖由腸吸收後運至肝臟，在此為糖原質（Glykogen），並以補充之能源型態儲備。當血液中葡萄糖

（續下頁）

表 4-6　**醣類的食物來源、功能與過量及缺乏下對健康的影響（續）**

功能	不足時，此糖原質即補足於血液內產生能源，糖原質為人體中需要量最多的營養素。
每日攝取量	應占膳食總熱量的 58%。
食物來源	全穀類及根莖類（像是米、麥、玉米、麵粉、番薯、芋頭、馬鈴薯……等）、蔬菜、水果、豆類等則富含膳食纖維。
攝取過量結果	攝取過量會在體內以脂肪方式儲存，是造成肥胖的原因，此外，也是糖尿病及蛀牙的誘因。
攝取不足結果	引起熱量不足，會造成飲食中蛋白質或體蛋白的分解、流失，或是造成脂質的代謝異常、容易疲累；嚴重時，可能會引起體重減輕、免疫力降低、生長發育遲緩、體內酸鹼不平衡、產生酮體，進一步造成酮酸中毒或脫水現象。 一開始為貧血，並在各器官產生種種障礙，抵抗力弱化，容易感染各種疾病。

表 4-7　**膳食纖維的分類**

	食物來源	功能
水溶性	豆類、燕麥、水果類、蔬菜類，以及果膠、洋菜、藻膠、蒟蒻及骨膠原……等。	這類物質和水接觸後，很快就會轉變成有黏性的膠狀物，與胃腸內的廢物及排泄物互相凝結，然後再排出體外。可抑制血中膽固醇及血糖的急速上升，所以對於糖尿病、高血壓及心臟血管疾病的預防治療有實質的效果。另外，也能幫助增加腸道內有益乳酸菌數，可以改善腸道環境。
非水溶性	全穀類、豆類、蔬菜類、海藻類、蝦蟹類，以及米糠、木質素、纖維素及半纖維素……等。	這類物質會大量吸收腸胃道內的水分，進而產生膨脹，不但增加了糞便的體積而且使其軟化，另一方面又能促進胃腸的蠕動，更有助於清除體內廢物及糞便的排出，有效預防便秘。

　　五、蛋白質：建議攝取量為總熱量的12%～14%。缺乏時，將造成生長發育減緩、體重不足、容易疲倦及免疫力下降等。更嚴重時，會出現水腫、皮膚炎等現象。

　　但過多時，也會增加肝臟與腎臟代謝或排泄的負擔。特別是當動物性

蛋白質攝取過多時，也會吃進太多的飽和脂肪及膽固醇，會增加罹患心血管疾病的機會。

蛋白質又分為「動物性」與「植物性」兩種（請見下表），其中的動物性蛋白質是品質好、人體容易吸收的蛋白質來源。

表 4-8　各種蛋白質

	食物來源	功能
動物性	蛋類、奶類、魚類、肉類、內臟類……	是人體構成及修補細胞、組織的主要物質，所以可以維持人體的不斷生長與發育，並且進行組織的修補、調節生理機能（例如維持體內酸鹼平衡、構成酵素或抗體，以幫助身體代謝或抗病…），及供給熱量。兩種蛋白質基本上功能都相同，只不過在肌肉合成的速度上，動物性蛋白質會比植物性蛋白質要快些。
植物性	豆類、堅果種子類、全穀類……	

表 4-9　蛋白質的食物來源、功能與過量及缺乏下對健康的影響

功能	構成各細胞組織、酶、抗體等的基本物質（Polypeptide，多肽），能夠修補身體組織、維持人體生長發育與調節生理機能，也同時提供熱量。
每日攝取量	男性成人為每天 83 公克，占總熱量之 14.7%；女性為 62 公克，占總熱量之 15.4%。動物性與植物性蛋白質 約各占一半。
食物來源	動物性（肉類及乳製品等）及植物性（豆類等）蛋白質。
攝取過量結果	增加肝臟及腎臟的負擔，以及血液中低密度脂蛋白與膽固醇的濃度。
攝取不足結果	造成血清白蛋白降低、必需胺基酸與非必需胺基酸的比率下降、貧血、水腫、食慾降低、脂肪肝、蛋白質熱量缺乏症（例如消瘦症）。不同蛋白質的缺乏，所造成的身體影響也不同，例如離氨酸不足，可能造成視力障礙與肌肉異常；蛋氨酸缺乏時，肝解毒功能可能減退，造成肝功能惡化。

六、植化素：根據目前的研究發現，已知的植化素至少超過一萬種以上，主要來自於蔬果的色素與香味。也就是說，植化素不但讓每種蔬果具有獨特的顏色與味道外，更是各種蔬果的保護色。

儘管植化素不同於以上六大基本營養素（請見下圖），就算人體缺少了，也不會導致疾病。但植化素一般具有極佳的抗氧化功能，能夠幫助去

除人體內的自由基，防止人體的老化，更能預防各種慢性疾病。甚至，植化素還能活化人體的巨噬細胞，能有效預防癌症。

七、其他重要，但無法歸類的營養品，例如水：水是人體細胞內液、血液與淋巴液的成分之一，且可以滋潤各組織表面，以及減少各器官間的磨擦。此外，各營養素也必須透過水來進行輸送，幫助體內電解質的平衡，並且調節身體的正常循環、排泄與溫度。

成人一天水的攝取量大約是2000~3000毫升（ml），依不同的氣溫與個人活動量而定。一般來說，氣溫越熱、活動量越大，水分的攝取量就要更多；反之，則可以減少一些。

冷笑話

兒子說：每天看媽媽在跳韻律操，好奇的問說：電視上那個阿姨是誰？
媽媽說：鄭多燕
兒子問：阿姨不用上班嗎？怎麼每天都在跳同樣的舞呢？
媽媽問：你幹嘛對她那麼好奇？
兒子說：如果她家離我們家不遠的話，妳可以叫她來教妳跳一下，妳的動作跟她差很多。

（廖紹遠 提供）

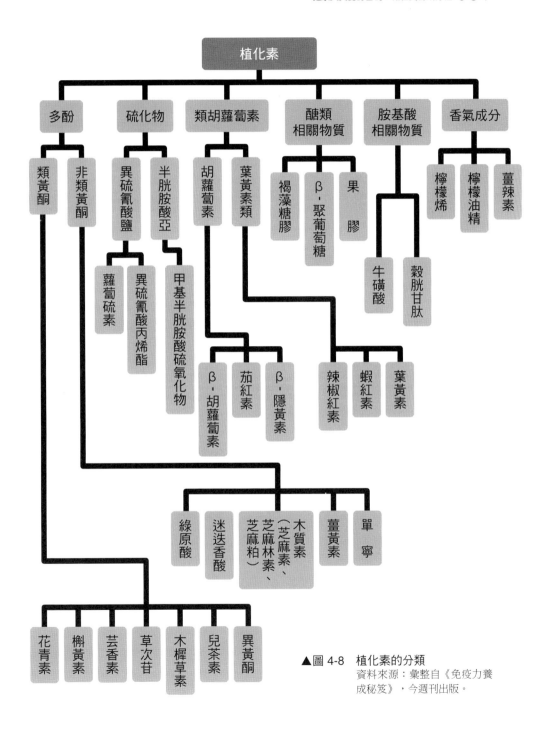

▲圖 4-8　植化素的分類
資料來源：彙整自《免疫力養
成秘笈》，今週刊出版。

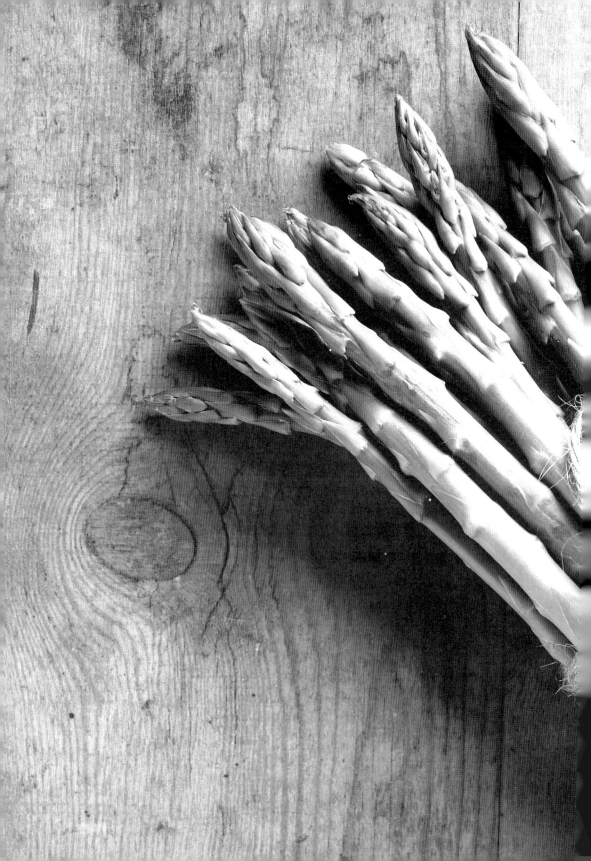

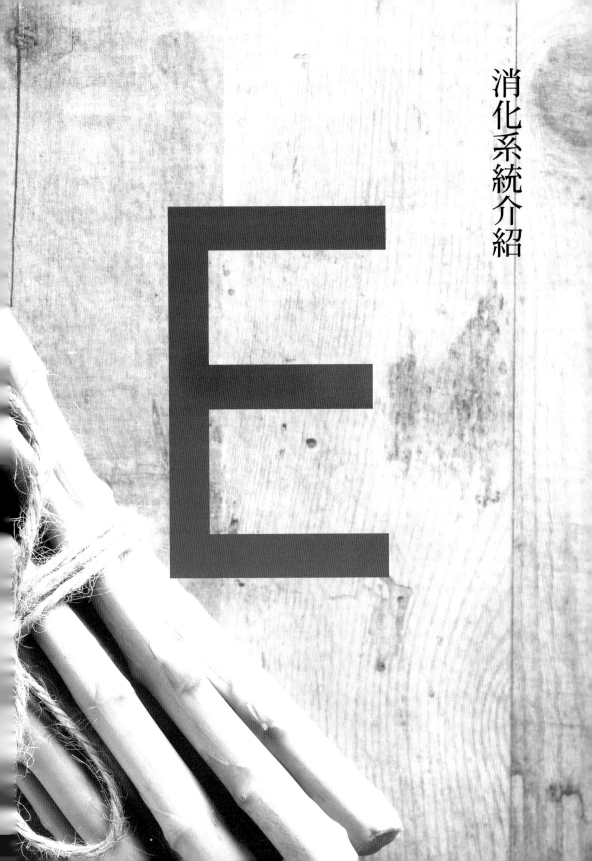

E

消化系統介紹

　　既然人類必須靠著攝取食物中的各種營養素，來進行消化與吸收，才能提供人體維持整個生命活動所需的各種物質與能量。那麼，消化系統在維持人體健康與美麗上，就具有相當重要的地位。

　　為了讓讀者們清楚了解人體消化系統的實際運作，這裡將依序介紹「消化道」（物理性消化）與「消化腺」（化學性消化）的功能及作用，以及當它在運作不良之下，對身體健康所產生的影響。

　　舉例來說，食物中的營養物質除了維生素、水與無機鹽，可以直接被人體所吸收及利用外，其餘蛋白質、脂肪與醣類等物質，因為都是分子結構複雜的有機物，所以都必須先在消化管內，被分解為結構簡單的小分子物質，才可以被人體吸收與利用。像是澱粉與糖是以單糖，蛋白質則是胺基酸及胜肽，脂肪則是脂肪酸與甘油的方式被吸收。

　　因此，「消化」與「吸收」其實是兩件完全不同的事，但卻是緊密聯繫。簡單來說，「將大分子食物，分解成小分子物質並且吸收、利用」的過程，就叫做「消化」；至於「小分子物質透過消化管的黏膜上皮細胞，進入血液和淋巴液」的過程就是「吸收」。而對於不能被分解利用的食物殘渣，則也透過消化道而排出體外。

01 消化系統簡介

　　人體器官組織中，負責「消化食物」、「吸收養分」的是「消化系統」，包括了「消化道」與「消化腺」。消化腺能分泌消化液以消化食物，至於消化道則是由一個兩端開口、貫穿身體的肌肉質（管壁含有由縱肌及環肌所組成的平滑肌）管道，負責處理吃進去的食物（容納、磨碎、攪拌與輸送）。

　　事實上，以上兩者各自分泌不同的酵素，讓食物在胃與腸道裡進行分

解（也就是「消化」）。在此同時，「經過消化的營養素」的「吸收」動作，也是在消化道中進行。其中，膽汁並不參與消化行為，但與吸收脂肪酸有關。

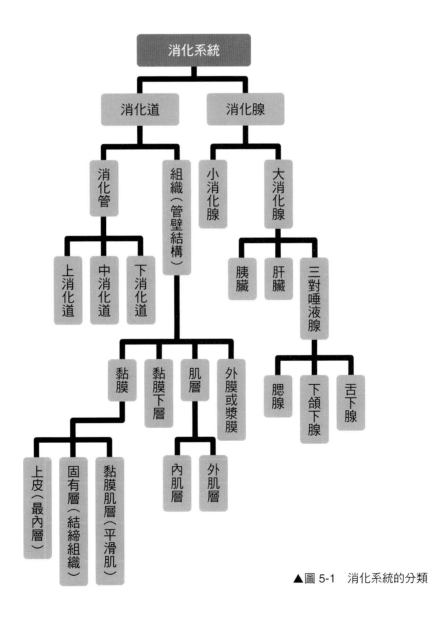

▲圖 5-1　消化系統的分類

　　先從食物的「消化」來看，食物在消化道內被消化的方式（形式）有兩種：其中一種是透過消化道肌肉的運動，來完成的機械性消化（又稱「物理性消化」），其最主要的作用就是透過口腔的咀嚼、牙齒的磨碎、舌頭的攪拌、食道的吞嚥讓食物得以軟化、增加食物被消化的表面積，並提高之後化學性消化的速率，讓食物與消化液充分混合之後，再透過胃腸道的蠕動，將食物「推送」到消化道的遠端。

　　其二則是透過消化腺細胞所分泌的消化液，進行所謂的「化學性消化」。食物中的營養物質包括蛋白質、脂肪、醣類、維生素、水和無機鹽，消化液是由水、無機鹽和有機物所組成。而有機物中最重要的成分是各種「消化腺」所產生的消化酶，可以分別將蛋白質、脂肪和醣類等物質分解為小分子物質（簡單的化合物）。

　　舉例來說，唾液澱粉酶使食物中的一部分澱粉，分解為單醣；脂酶讓脂肪分解成脂肪酸及甘油；蛋白酶則把蛋白質分解成胺基酸。然後這些分解後的營養物質經由小腸（主要是空腸）的吸收，進入血液和淋巴液。以上這兩種消化方式是同時進行，互相配合的。

　　此外，不同的營養素，則會在不同區段的消化道中進行吸收。以水溶性維生素B12為例，其吸收過程必須透過一個由胃酸所分泌的特殊結合蛋白質，才可以順利結合到小腸黏膜中的運輸系統。

表 5-1　食物中 3 大物質在不同消化道中的化學消化過程與吸收

	澱粉	蛋白質	脂肪
口腔	由唾液初步消化成為麥芽糖	--	--
胃	--	由胃液初步消化為多胜肽	--
小腸	由腸液與胰液消化成葡萄糖	由腸液及胰液消化為胺基酸	由腸液及胰液消化（膽汁促進消化）為甘油和脂肪酸。
吸收管道	毛細血管	毛細血管	大部分被毛細血管吸收，小部分由毛細淋巴管吸收。

一般在正常的狀況下，整個消化及吸收的過程大約需要12小時。也就是說，人在早餐所吃下的食物消化完剩下的廢物，會在當天睡覺前排出體外，中餐會在第二天一早起床時清出，至於前晚晚餐後的廢物，則在第二天早餐之後排出。只不過，以上過程還會視不同人而有差異。有些人從吃下食物到排出廢物，可能要花50個小時以上。

| 表 5-2 | 營養素整個消化及吸收過程中所需時間 |

過程	器官	時間		
		液體食物	固體食物	
吞嚥	咽喉	1 秒		
	食道	6 秒	30 秒~60 秒	
消化道吸收	胃	5 分鐘	醣類	1 小時
			蛋白質	2~3 小時
			脂肪	4~5 小時
	小腸	4~5 小時	12~15 小時	
排遺	大腸	10~15 小時		
合計		24~72 小時		

資料來源：彙整自 http://www.holmglad.edu.hk/course/is/s3/body2.htm

再加上人們每天會吃很多的食物，且不同的食物種類，它們需要的消化時間會有所不同。所以，瞭解了不同食物消化的時間，才能在掌握食物的特性下，更佳地利用食物來保健我們的身體。

| 表 5-3 | 不同食物在胃裡的消化時間 |

種類	消化時間	較容易消化標的	較不容易消化標的
穀物	1.5~3 小時	流質或半流質的穀物食品（如稀飯）消化時間較短，經過發酵且沒有添加油脂的食物（如饅頭、不含油脂的麵包），也比較容易消化。它們在體內的消化率最高，可達到98%。	全穀類

（續下頁）

表 5-3	不同食物在胃裡的消化時間（續）		
種類	消化時間	較容易消化標的	較不容易消化標的
蛋白質	1.5~4 小時	牛奶、豆漿等流質蛋白質食品比較容易消化。	牛肉、雞肉等蛋白質豐富的肉類完全消化，則需要 4 小時或更長時間。
脂肪	2~4 小時	低級脂肪酸及不飽和脂肪酸的含量越高（例如植物油），則越容易消化。	動物性油脂較不易消化，且脂肪與穀物或蛋白類食物共同攝入會延長後者的消化時間，所以吃油多的主食和菜餚，會給腸胃造成極大負擔。
蔬菜	45 分鐘~2 小時	瓜類蔬菜（如冬瓜）所耗時間最短，其次為茄果類蔬菜（如番茄、茄子）。	比較不容易消化的是葉類蔬菜（如菠菜、小白菜）和十字花科類蔬菜（如青花菜），消化時間最長的是根莖類蔬菜（如紅薯、芋頭）。

02 消化道進行「物理消化」

　　在正常情況下，我們的消化道除了負責「消化、吸收」每天吃下的食物之外，還負責將沒被吸收之殘渣形成糞便，再經由肛門排出體外。所以總的來說，人體的消化道具有以下 5 大功能。

表 5-4	消化道的 5 大功能
項目	功能
攝食	攝取食物、把食物送進入口腔。
消化	把食物中複雜的大分子物質，分解成簡單的小分子物質。其中包括了物理性的咀嚼和消化道內肌肉機械性地分解食物，以及化學性的以化學物質或酵素來進行消化。

（續下頁）

表5-4	消化道的 5 大功能（續）
項目	功能
吸收	將營養成分經由消化道管壁，將營養物質吸收進入血液和淋巴管。
同化	把吸收的物質進行加工、儲存及利用。
排泄	未被消化或吸收的食物殘渣，則變成糞便經由肛門排出體外。

假設單從組織內容的角度來看消化道，其實可以分為黏膜、黏膜下層、肌膜與外膜或漿膜4個部分。其中，黏膜是消化道的最內層，包圍管腔內，或在管內的開放空間。黏膜層是最直接接觸所消化食物（食糜）的組織，它又可分為：上皮（最內層）與固有層（一層薄的平滑肌）。

表5-5	消化道的組織結構	
	位置	內容及功能
黏膜下層	位於肌層的內表面上	包括邁斯納神經叢（一種腸神經系統）
肌層	位於中間	包括一個內側環形層和一個縱向外肌層，其中的內側環形層是防止食物向後移動；至於縱向外肌層，則可縮短消化道。
外膜與漿膜	在腸道的最外層	包括數層的結締組織，至於胃腸道的腹腔部分覆蓋漿膜層。
		漿膜層包含大部分的胃，十二指腸的第一部分，以及所有的小腸、盲腸和闌尾、橫結腸、乙狀結腸和直腸。

如果從食物的通過時間進行排列，整個消化道包括了口腔、喉、食道、胃、小腸、大腸及肛門，分別具有消化、吸收、儲存或代謝等功能（請見下表）。

| 表 5-6 | 主要消化道的功能 |

		消化	吸收	儲存或代謝
口腔		唾腺分泌的澱粉酶：分解澱粉。舌頭分泌的舌脂解酶：分解脂肪。	吸收小部分的維生素 C，以及多種非營養素物質，包括尼古丁。	--
胃		胃酸：先將蛋白質變性，並且釋出與蛋白質結合的維生素 B12、鐵質與其他礦物質。胃蛋白酶：分解蛋白質。脂解酶：分解脂肪。	所分泌的內在因子，可協助維生素 B12 的吸收。	--
小腸（十二指腸、空腸與迴腸）		胰臟分泌的澱粉酶：分解澱粉。胰臟分泌的脂解酶：分解脂肪。胰臟與小腸黏膜分泌多種不同胜肽酶與內胜肽酶：分解蛋白質。小腸黏膜：分解雙醣類，以及雙胜肽與三胜肽。	消化產物及水分的吸收。	--
大腸（盲腸與結腸）		--	水分吸收。	未被消化的醣類與脫落的小腸黏膜細胞，經由大腸中的細菌代謝。
直腸		--	--	儲存腸道中無法被消化的堆體物質，並以糞便形式排出。

資料來源：彙整白《營養與代謝》，David Bender 著，許青雲等譯，五南出版。

　　以上，又可以進一步分成上、中、下消化道三大部分，且各因位置的差異，而肩負著不同的功能。以下分別介紹三大消化道的各個器官、功能及運作：

　　一、食物在口腔裡的消化：消化的工作最早是從口腔開始的，它是由

表5-7　三大消化道的位置與主要功能

	位置	主要功能
上消化道	由口，咽，食道和胃組成。從口腔到十二指腸乳頭部；其中並含脾、肝、胰及膽汁通路。	攝食與消化
中消化道	十二指腸乳頭部到橫結腸的前半部。	負責食物的吸收與輸送
下消化道	橫結腸後半一直到肛門。	排泄

口唇、頰、齶、牙、舌和口腔腺組成。首先，口腔受到食物的刺激後，就由口腔內的腺體分泌唾液，唾液中的澱粉酶能部分分解碳水化合物，且能將澱粉分解成麥芽糖。唾液與嚼碎後的食物混合，並藉唾液的滑潤作用讓食物通過食道。

雖然食物停留的時間也不長，且在口腔內是以「機械性消化」（將食物磨碎）為主，但在咀嚼過程中，牙齒咀嚼與咬碎食物後，舌把食物與唾腺混和，使食物容易下嚥，而唾液澱粉（由三對唾液腺分泌，並經由導管排入口腔）則讓食物中的一部分澱粉分解為麥芽糖，完成口腔內的「化學消化」。

正因為口腔在整個消化系統裡，也占有重要的地位，因此，就有不少強調咀嚼的健康養生法。以排毒法中的「細嚼慢嚥法」為例，就是透過口腔的多次咀嚼以分泌更多唾液，進一步「中和」各種毒性物質，以及引起良性連鎖反應，並排出更多毒素。

例如日本的岡部賢二醫師，就積極建議「每口飯最少咀嚼30次」，以促進唾液大量分泌。這是因為，口腔不僅關係到人體對於食物的順利吸收，也具有一定的「排毒」功能。

另有所謂的「直覺式飲食法」，就是指在吃東西之前，先用鼻子聞與舌頭嚐，目的是「幫助自己把嗅覺和味覺找回來」。因為按照中醫的說法，口水是人體「氣」的表現。而咀嚼越多，副交感神經就會越亢旺，將有助於消化吸收。

➕ 唾液的功用

　　根據《吃對了，當然沒有體臭》一書作者岡部賢二的說法，唾液對人體消化、吸收與罹患疾病間，具有以下的重要作用：

　　一、具有抑制細菌繁殖的作用。唾液中含有很多保護人體，免於受到細菌等侵擾的重要物質，也就是溶菌酶（Lysozyme）的酵素（可促進化學反應，以破壞細菌的細胞壁）、乳鐵蛋白（Lactoferrin）的醣蛋白（一種與糖結合的蛋白質，可使細菌無法生長），及免疫球蛋白A（一種抗體，可以抑制外來細菌在人體內生長與繁殖）。

　　二、可預防口臭。藉由唾液中所含有的溶菌酶及乳鐵蛋白等「有效控制細菌繁殖」的作用，可以解決並預防口臭的問題。

　　三、幫助人體控制糖尿病、抑制甜味、消除肥胖。唾液所含有的「第一型類胰島素生長因子」（Insulin-like Growth Factor 1，IGF-1），具有和胰島素相似的作用，能幫助細胞吸收血液中的葡萄糖，使血液中的葡萄糖有效減少。

　　四、抵禦幽門桿菌、調整腸胃。一般認為唾液中所含有的乳鐵蛋白與嗜鈷蛋白（Cobalophilin），能夠抑制幽門桿菌的活性；此外，唾液所含有的表皮生長因子（Epidermal Growth Factor，EGF），可使因幽門桿菌發炎而受損的細胞，得以及早修復。

　　五、可消滅自由基、去除身體異味。唾液中所含有的過氧化氫酶（Catalase）、超氧化歧化酶（Superoxide Dismutase，簡稱SOD），以及乳酸過氧化酶（Lactoperoxidase），都具有清除自由基的效果。且這些酵素會促使自由基與氫結合，使其轉化成無毒的過氧化氫，最後再被分解成水後排出體外。

　　這是因為人在吃東西的時候，由於口腔的味蕾在接受食物的刺激時，會經由神經反射，促使胃黏液、胃酸及蛋白分解酵素等開始分泌。等食物到達「胃」之後，就可立即展開消化的功能。

　　二、食物在食道中被推進：食道中的食物被管壁呈「波浪形」的蠕動方式向下推動，直達胃內。因此，食道並不負責「消化、吸收」之行為。表面上，它只是一座橋樑，負責將流質或咀嚼後的食物輸送到胃。但是，卻可藉由「食物經過食道」所產生的蠕動波，使胃的蠕動產生「加速度」，以幫助胃將食物適時排空（將食物推進十二指腸）。

　　一旦人體失去這個「蠕動」的作用，將會延長「胃排空時間」，所以

在臨床上，使用鼻胃管餵食者（尤其是早產兒），將奶水直接輸送到胃，未經食道之蠕動作用的結果，其「胃排空時間」顯然會比正常餵食者來得慢，也就更容易有「食後腹脹」的情形。

另外值得注意的是：食道的最上段是由橫紋肌所構成，所以，這個部位的吞嚥動作可意識控制；但是，食道其餘部位都是由平滑肌構成，並無法隨著人體的意識而蠕動。

三、食物在胃內的消化：胃的上端以賁門與食道相 ，下端以幽門與小腸相接。賁門藉由蠕動波，使賁門口鬆弛，幫助食團進入胃；而幽門口則是由幽門括約肌組成，可以幫助食糜進入小腸。

前面曾經提到，唾液裡雖然含酵素，但只是非常簡單的消化行為。而位於胃壁上的胃腺可分泌胃液，胃液包含pH值2的高濃度鹽酸，不但能讓食物軟化，也具有殺菌、提供酵素適當的pH值等功能。

所以相對於口腔內的消化，胃的消化作用就成熟多了。胃除了一面將食物磨得更細小，一面與胃液混合之外，胃液中的胃酸可分解食物中的蛋白與脂肪，形成更小的「半消化食物」，再經由「幽門」送入十二指腸。

簡單來說，胃的功能主要是「容納和消化食物」，而與快速流經咽喉與食道的速度相比（咽喉約只需1秒，流質性食物經過食道的時間約6秒，固體食物經過時間約30~60秒），食物停留在胃裡的時間通常較久。

雖然流質食物停留的時間，可以短至5分鐘左右，但隨著固體食物成分的不同，停留在胃裡的時間也有差異。其中，最短的是醣類，大約只要1小時；最長的是脂肪，大約有4~5小時左右。

一般來說，如果飲食狼吞虎嚥，或是吃太飽（例如到吃到飽餐廳用餐），讓胃一直處於忙碌狀態，無法好好休息，就會因為胃部壓力過大而形成現代人常見的胃食道逆流的問題。

四、食物在小腸內的消化與吸收：小腸是「消化食物、吸收營養」最重要的地方。這是因為小腸細小成盤曲狀，可延長食物分解及吸收養分的時間。其內壁的絨毛，可增加吸收養分的表面積，提高吸收養分的效率。

　　十二指腸是小腸的起始段，上面承接胃部，之後則為空腸與迴腸。呈現C型彎曲的十二指腸，主要功能是分泌黏液，刺激胰消化酶和膽汁的分泌，並且是蛋白質的重要消化場所。

　　食物由胃進入十二指腸後，就可引起膽囊的收縮，讓膽汁進入十二指腸。膽汁含有鹼性的膽鹽，既能夠中和胃酸，又可使食物中的脂肪乳化，有利進一步的吸收。此外，含有膽色素的膽汁，是紅血球血紅蛋白分解後的產物。正因為膽紅素的存在，才讓人體的糞便呈現黃色。

　　消化腺中的肝臟、胰臟的分泌物（胰液、胰酵素）流入十二指腸後，一面繼續消化食物，一面和食物混合一起到達空腸，空腸黏膜分泌的酵素（如乳糖、蔗糖）在此又繼續更完整的消化；消化以後產生的微粒營養素，部分在空腸內被吸收，部分則到迴腸才被吸收。

　　五、食物在空腸及迴腸內的消化與吸收：一般空腸與迴腸間，並沒有明顯的界限。其中，空腸的長度約占全長的2/5，迴腸則占3/5，兩者都屬於「小腸」的範圍，且空腸、迴腸的主要功能是消化和吸收食物。

　　整體來說，小腸吸收大部分的水和養分，然後藉由腸管交替收縮所形成的分節運動，使食物與消化液充分攪拌及均勻混合，並藉蠕動推動食物在消化管中移動，並將食物渣滓及未吸收的水分推入大腸。

　　六、食物在大腸內的吸收：成人的大腸長度約1.5公尺，先後依盲腸、升結腸（右邊大腸）、橫結腸、降結腸（左邊大腸）、乙狀結腸、直腸的順序，以「回」字形的方式，圍繞在小腸（空腸與迴腸）以外的周圍，最後再銜接消化道的出口——肛門。

　　除了盲腸沒有任何功能之外，大腸也沒有任何消化作用，只是當小腸中，夾雜水分與電解質的殘渣流入大腸後，再由大腸進行一次「再吸收」。一般來說，結腸的主要功能是吸收水分和電解質，形成、儲存與排泄糞便。

　　當然，不同部位的功能還是略有差異。其中，「升結腸」負責繼續吸收大部分水分及電解質的任務，剩下的殘渣則在「橫結腸」中，慢慢凝結

成糞便。這逐漸成型的糞便，會經由降結腸、乙狀結腸，一直到達肛門上端的直腸。

直腸位於大腸的末端並通向肛門，也沒有消化的功能，只是暫時貯存未能消化吸收的食物殘渣（例如纖維素等），以及吸收部分水分、維生素B、K及部分鹽。

七、糞便由肛門排出：糞便裡除了食物的殘渣之外，還包括腸道內脫落的細胞、大腸中的細菌、消化道的分泌物，以及少量的水分。最後才經由消化道的終點──肛門排出。肛門由括約肌組成，可控制糞便排出體外。

一般當糞便的「量」增加到一定程度時，就會刺激放鬆肛門的「內括約肌」，使糞便得以排出。而排出的糞便，又會再度刺激肛門的「外括約肌」，在大腦的允許下（外括約肌是由大腦意識控制）進一步鬆弛外括約肌，以便產生排便的行為。

表 5-8　不同位置消化道所具備的功能

			位置	功能
上消化道	口腔	口唇	消化道起點	食物進入人體的起點
		舌	表面有許多突起，為舌乳頭。	司味覺：舌乳頭含有味蕾，是感覺器官之一，可分辨酸、甜、苦、鹹四種味道。
		唾腺	腮腺：兩耳之前。頜下腺：下頜兩側。舌下腺：口腔底部。	分泌唾液。
		牙齒	中心為髓腔，內含血管、淋巴管及神經。髓腔外面為象牙質，象牙質外面有一層很硬的薄層為琺瑯質。	咀嚼並磨碎食物（門齒主司咬斷，犬齒只司撕裂，大、小臼齒主司研磨）。
	咽	咽喉	食道與氣管開口的交會處，長約 10 公分，分為鼻咽	完成吞嚥的反射動作，並控制食物進入食道。

（續下頁）

表 5-8　不同位置消化道所具備的功能（續）

			位置	功能
上消化道	咽	咽喉	（軟顎以上）、口咽（軟顎以下、會厭以上）以及喉嚨（會厭以下、喉部以上）。	
		食道	一條由肌肉組成、約 25 公分左右的肉質中空管道，是消化道中最狹窄的一段。食道最上段是由橫紋肌所構成，所以，吞嚥動作可受意識控制；但食道的其他部位都屬平滑肌，並不受意識左右而隨意蠕動。	傳遞食物：食道通過肌肉的收縮和放鬆，把食物向下推，穿過橫隔膜到達胃。
	胃		位於左上腹，並呈現囊狀，總容量約 1000~3000ml 左右，共分為胃賁門、胃底、胃體及胃竇四大部分。其上端開口於食道為賁門，下端開口於十二指腸為幽門。	暫時貯存食物、初步消化食物中的蛋白質，並吸收少量的水、酒精，以及某些藥物。
下消化道	小腸：直徑 2.5 公分，長 6 公尺，是消化道中最長，且最迂迴的部分。	十二指腸	位於腹腔內，小腸靠近胃的一部分，因為長度約等於人體的 12 個指頭（約 25~30 公分）而得名。十二指腸呈 C 型彎曲，可進一步分為上部、降部、下部和升部四個部分。	其主要功能是分泌黏液、刺激胰消化酶和膽汁的分泌，是體內蛋白質的重要消化場所等。胰液和腸液中的酶將蛋白質分解為胺基酸，將澱粉分解為葡萄糖，以及將脂肪分解為脂肪酸和甘油。
		空腸	小腸表面黏膜有許多環狀褶，以及「指頭狀」突起「絨毛」（內有微血管與乳糜管可運輸養分），可以增加腸道的表面積。絨毛吸收食物消化後的營養，以及大部分的水分。	消化並吸收像醣、胺基酸及脂肪酸，以及水溶、脂溶性維生素等的養分，並藉由蠕動，將食物及未吸收的水分推入大腸。
		迴腸		除具有消化功能外，腸絨毛可以吸收維生素 B12、膽汁酸及其他養分，並藉由蠕動，將食物及未吸收的水分推入大腸。

（續下頁）

表5-7	不同位置消化道所具備的功能（續）			

			位置	功能
下消化道	大腸直徑約6公分，長約1.5-1.8公尺，比小腸粗、短。	盲腸	腹部右邊下方。	退化、已無功用。
		結腸	成倒U字型，以「回字型」排列成升結腸、橫結腸、降結腸和乙狀結腸。	儲存及排除消化的廢物，吸收水分、電解質與鹽類。
		直腸	是腸的最後一部分，位於肛門的前面。	並無任何消化功能，只是暫時貯存未能消化、吸收的食物殘渣，吸收部分水分，以及維生素B、K及部分鹽類。
	肛門		消化道終點。	排出糞便：當直腸中的糞便累積到一定程度後就會向大腦通知這個狀態，以便排便。

03 消化腺進行「化學消化」

　　人類消化腺的功用就是分泌消化液，而消化液中的各種消化酶，能夠將食物分解為可被吸收的小分子，以例各消化道的吸收。消化腺分為小消化腺和大消化腺兩種，其中的小消化腺，是散布在消化管各處管壁內的小腺體（例如胃腺與腸腺）；至於大消化腺，則位於消化道外。主要透過導管將分泌物排入消化道內。人體的大消化腺主要有：三對唾液腺（腮腺、下頜下腺、舌下腺），以及肝臟和胰臟。

表 5-9　主要消化腺的分泌、運作及功能

消化腺	位置或內容	控制機制	分泌成分	酸鹼值	功能	功能失調下的影響
唾腺	腮腺：兩耳之前。下頜下腺：下頜兩側。舌下腺：口腔底部。	顏面、舌咽神經	澱粉酶	中性	將澱粉分解成麥芽糖。	影響澱粉類食物的消化。
			黏液（黏滑的醣蛋白）		潤滑食物。	
胃腺	胃壁黏膜上（分泌胃液）	胃泌素、腸抑胃泌素、迷走神經	蛋白酶原	酸性（pH 值大約等於 2）	其轉化成的蛋白酶可以分解蛋白質。	影響蛋白質的吸收。
			鹽酸		將蛋白酶原轉化為蛋白酶。	
			黏液		由賁門與幽門腺細胞所分泌的黏液，可以保護胃黏膜（胃壁），避免被胃蛋白酶及鹽酸所傷害，並且潤滑食物。	
肝臟	腹腔右上方（每天約分泌 800~1000 ml 的膽汁，並預先儲存在膽囊中）	胰泌素、副交感神經	膽鹽	鹼性	可以透過「降低表面張力」的作用將脂肪球變小，以利脂肪酶的消化。	脂肪吸收不良及脂溶性維生素（A、D、E、K）無法吸收。
			碳酸氫鈉		可中和由胃而來的酸性食物，提供鹼性環境給胰液及腸液中的消化酶進行作用。	
			膽色素		是經過肝臟分解的血紅素殘餘物，未來會與糞便一起排出體外。	

（續下頁）

表5-9	主要消化腺的分泌、運作及功能（續）					
消化腺	位置或內容	控制機制	分泌成分	酸鹼值	功能	功能失調下的影響
胰臟	胃與十二指腸之間（每天製造約1200~1500c.c的胰液，經由胰管送至十二指腸）	胰泌素、膽囊收縮素、迷走神經	澱粉酶	鹼性	將澱粉分解成麥芽糖。	澱粉、蛋白質與脂肪的吸收都會出問題。
			脂肪酶		將脂肪分解成脂肪酸及甘油。	
			蛋白酶		先經過活化，再將蛋白質分解成多肽。	
腸腺	小腸的黏膜層（每天分泌約2~3公升、黃色且透明的小腸液）	自律神經的反射作用	碳水化合物酶		將雙醣分解成單醣。	
			蛋白酶		將多胜肽分解成氨基酸。	
			脂肪酶		將脂肪分解成脂肪酸及甘油。	

04 消化道運作不良對身體健康的影響

　　由於腸道在人體裡面負責消化、吸收及排泄的功能。它每天將吃進去身體裡面的食物，消化成各個器官與細胞都能夠吸收的養分，再透過血液輸送給全身使用，並排出不必要的殘渣廢物。

　　但消化系統除了具有主要的消化和吸收功能外，還同時具有內分泌功能和免疫功能。特別是胃腸道，可以說是人體免疫系統重要的部分。這是因為消化道的表面積，大約是一個足球場的表面積。且由於表面積大，才更需要免疫系統的工作，以防止病原體進入血液及淋巴。

　　以胃為例，其中低pH（約為1到4之間）的強酸環境，可以殺死許多微

生物；而包括免疫球蛋白A在內的黏液，也可以消滅許多微生物。除此之外，消化道中也有其他成分對免疫系統有幫助，例如唾液或是膽汁中的酵素。像Cyp3A4之類的酵素，則有逆向轉運蛋白活性，可以對抗原或外來因子有解毒作用。

此外，人體60%的抗體是由腸道產生，75%的排毒是由腸子完成（另20%的排毒則是由小便，剩下則是藉由出汗及呼吸）。腸道一般會有80%~85%的益菌，其餘15%~20%是可能有害的細菌。腸淋巴組織也可以保持微生物的平衡。舉例來說，大腸中有許多細菌處理人類無法分解的分子，像是促進排便功能的纖維素，就是靠腸道中的細菌處理。一般來說，只要對健康有益的腸道菌群較多，就能夠避免有害的細菌在腸道中生長。

從解剖學的角度來看，腸道因為具有和腦相同的神經網路（人體大腦有約100億個神經細胞，而腸道則有1億個神經細胞），所以又被稱為人的「第二腦」，具有像腦一樣的思考及感覺。舉例來說，當人緊張時，就容易拉肚子或肚子痛。

還有，腸子裡也有許多淋巴結，裡面的細胞會產生大量的抗體，這也是腸道被譽為全身最大免疫器官的主要原因。一般來說，如果腸道出了問題，就有可能引發癌症問題。

正由於腸道是人體最主要的消化器官，維持一個人生存與正常運作所需要的營養物質，大約有99%都是經由腸道消化（另外1%左右的消化，包括了口腔的機械性咀嚼，以及唾液澱粉酶對澱粉的分解……等），且幾乎全是靠腸道吸收。因此，如果腸道無法發揮正常的功能，人體可能面臨營養不良的狀況。

如果腸道保持年輕，首先會表現在皮膚上，不但亮麗也有光澤；其次，也因為吸收能力好、排便正常、不累積毒素，可以提升各器官的健康狀況。腸道的問題不解決，不只會衍生便秘的問題，甚至罹患大腸癌、心臟病、老年失智、高血壓、肝硬化……等疾病的比例也會增加。

由於腸道中的細菌數量是固定的，所以，當體內壞菌增加，益菌就會

等量減少。如此一來，首當其衝的就是肝臟。由於肝臟的功能主要是代謝及解毒，其影響是皮膚、免疫系統也會跟著出問題，疲勞倦怠、感冒也將接踵而來。

因為腸道是人體三大重要生物屏障之一，而當飲食不當、運動不足、壓力、疾病、藥物等因素，導致腸道屏障遭到破壞，內生性毒素就會增加，破壞免疫系統，引發包括癌症、過敏等多種病變。

除了人的實際年齡之外，現代醫學還發現人還有其他兩種年齡——生理年齡、腸道年齡。其中，腸道年齡決定人的生理年齡，而腸道菌群決定腸道年齡。所以，人的健康與壽命，實際上是由腸道內的菌群決定的！

然而「腸道年齡」一如年齡，有些人只有三、四十歲，但腸道卻已呈現「七老八十」的狀態。這是因為飲食、生活習慣等多種人為因素，而使腸道衰老提早報到，身體健康也將跟著提早告別。

一般人吃下食物，大約1~2天就會完全排出。假設沒有排乾淨，積存在體內，就會成為「宿便」。一般來說，宿便的量不多，不會對身體造成明顯的影響，更不會是腸道老化的主要凶手。但如果長期飲食不正常、作息不規律，加上抽菸、喝酒等刺激，就會變成是腸道老化的主因，且連帶使腸子的蠕動不正常，引起各種腸胃毛病。其中現代人最常見的，就屬「便秘」了。

造成慢性便秘的原因有兩種，其一是因為疾病而引起的「器官性便秘（又稱為「症狀性便秘」），另一種則是「腸功能低下」所引起的「功能性便秘（又稱為「習慣性便秘」）。而後者，又有弛緩型、痙攣（抽筋）型與直腸型三種（請見下表）。

表 5-10	三種「功能性便秘」的成因與解決方法	

類型	原因	解藥
弛緩型	大腸運動機能降低，使得糞便通過腸道的時間變長，大多數是因為個人飲食與排便習慣不良，以及纖維食物攝取、運動不足與壓力過大所引起。	多運動、多攝取高纖食物。
痙攣（抽筋）型	也就是所謂的「大腸激躁症」，是現代人最常發生便秘的原因。是由於大腸痙攣或蠕動亢進，導致腸內輸送出現障礙所致，通常也會伴隨著疼痛出現。	減輕壓力
直腸型	多半來自長久以來壓抑便意的習慣，或是濫用浣腸藥、瀉藥等，導致與排便反射有關的神經出現障礙。	適當運動、腹式呼吸、放鬆心情。

　　而「通（宿）便」、「避免便秘」就是讓腸道健康的關鍵重點。更何況，清除宿便之後不但讓人身體健康，更可以達到減輕體重，讓小肚肚不見的神奇效果。因此，建議「多吃纖維質」（因糞便的形成最需要仰賴纖維素，它可幫助糞便排出體內的膽固醇與各種毒素。建議要攝取纖維素時，要同時兼顧水溶性與非水溶性兩種）、「補充充足的水分」，以及「增加體內好菌」（例如乳酸菌與比菲德氏菌）、「減少體內壞菌」來快樂保養腸道、有效預防便秘。

冷笑話

兒子說：很開心回來跟媽媽說：媽媽，老師選我當副班長！
媽媽說：喔，這麼厲害！為什麼老師選你當副班長？
兒子說：因為我問老師有什麼長可以當，老師說好吧，給你當副班長好了！

（廖紹遠 提供）

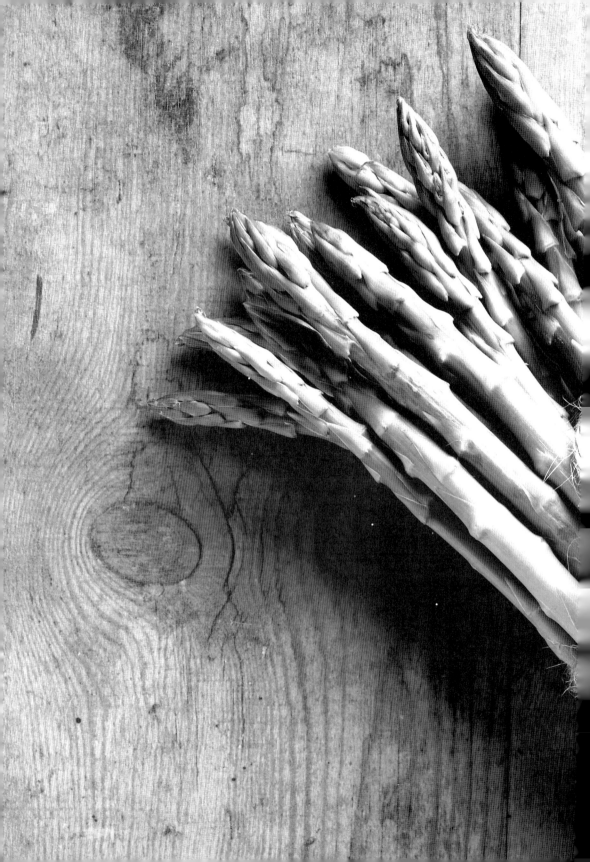

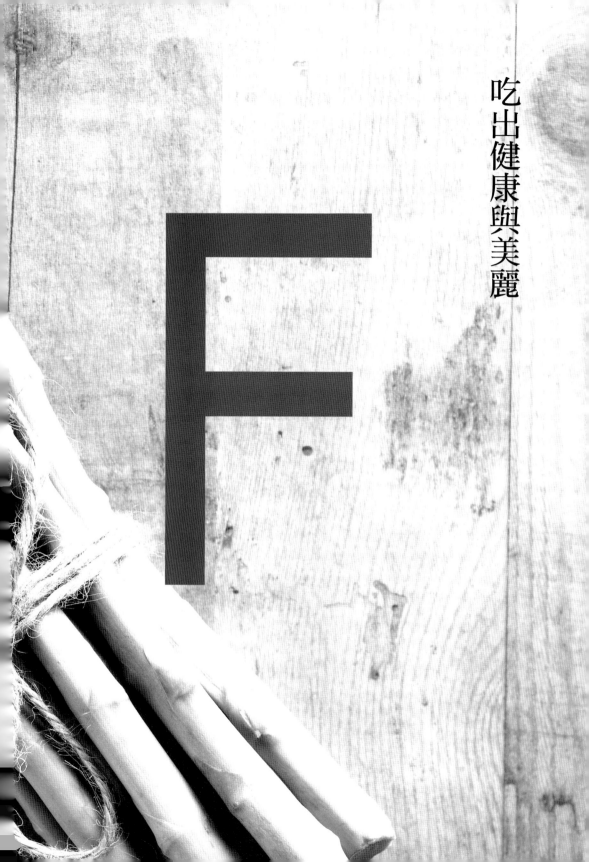

F

吃出健康與美麗

正由於人們吃下什麼，全都會反映在身體的各個部位。因此，正確的飲食原則、如何吃得安全與營養，就顯得格外重要。本書最特別的「四季健康美麗食譜」，正是進一步地配合個人體質，以及因應春夏秋冬四季氣候變化的盛產食材，所精心設計與製作出的人間美味。

01 健康飲食6大原則

中醫自古就有「藥食同源」的說法，三、四千年前《黃帝內經・太素篇》就曾寫道：「空腹食之為食物，患者食之為藥物。」中國的醫聖張仲景也在其所著的《金匱要略》中提到：「所食之味，有與病相宜，有與身為害；若得宜，則益體，害則成疾。」

以上這兩段文字，明確而具體地解釋了「藥食同源」的說法。而在此一概念及原則下，除了可以透過日常生活飲食來「養生」之外，患有疾病的人在服用藥物之餘，也應以飲食做為輔助的工具。而根據中、西醫與營養學的觀點來看，想要透過飲食達到健康與美麗的目標，最好能遵守以下6大原則：

一、選當季盛產的，不僅價格便宜，食用也更營養、安全及養生：一年四季都有當季不同的蔬果盛產。正因為盛產，使得這些當季食物價格低廉。此外，當季蔬果在種植時，也不需要太多的農藥及化學肥料，所以，也能夠避免吃入太多不該存在的毒素。

最新的研究發現，當季的蔬果个但完全不需要特殊農法或肥料來種植，且味道美，也含有更多的維生素與礦物質。以冬天盛產的波菜為例，其中所含的維生素C，大約就是夏天的3~8倍。

事實上早在《禮記・月令》裡，就有提到一年12個月份裡，各有當月生長的植物。如果吃了當月生長的植物，人的身體會與自然完全融合成一

體，就可吸收到相對應的營養，身體也會健康；假設違背了自然法則，就會生病。

另外，古人之所以強調人一定要吃當季的食物，就是因為當季的食物，可以得到「節氣之氣」，吃了之後，才能夠達到當令食補的效果。舉例來說，夏天因為氣候炎熱，所以當季所產的蔬果，像是西瓜、苦瓜等，就有助於清除人體裡蓄積的燥熱之氣。

二、選擇自然工法、有機的食物：現代科學的進步，是否就表示人們的生活變得更好呢？恐怕答案並非如此。以蔬果為例，只要有昆蟲來咬食，為了蔬果不被破壞、外形完整美觀，就噴灑大量的農藥來殺蟲。有數字顯示，台灣一年每人平均分到2.7公斤的農藥。一旦吃下這些含有農藥殘留的蔬果，恐怕未對身體有助，就先對健康產生負面的影響。

而除了農藥之外，為了讓農作物生長快速及肥美，由化學原料所製造的化學肥料也被大量使用。但是這樣做，卻會出現惡性循環的結果。因為農作物長期使用化肥之後，土地會慢慢變得貧瘠、失去營養；一旦土地沒有營養，生長出來的農作物就越沒有抵抗力及容易招致病蟲害，就會噴灑更多農藥。如此一來，農作物中將會殘留越來越多的農藥、殺蟲劑、荷爾蒙及抗生素……等。最終，也會吃進人們的嘴裡。

三、吃當地生產的食物，不但更健康，也為地球做好環保工作：最近幾年，計算「食物里程」（Food Miles）的觀念大為盛行。而所謂的食物里程是指：食物由生產點送到消費者手上或消費者的餐桌上，需要運輸的距離。

當食物里程越長，會導致長程運輸時，對環境造成不小的汙染。其次在運輸過程中，為確保食物的不腐壞與保持最佳外觀，絕大多數都需要額外添加化學藥劑。這些殘餘在農產品中的化學品，當然會增加人們進食「有害物質」的危機。

除了額外添加有害物質之外，長途運輸之下所必須的冷凍等處理手續，也會造成食物原本的豐富營養大量流失。這就完全違背了中國傳統的

養生之道，飲食應該要「順應四時」，以達到「飲食養人、季節育人」的大原則及目標。

四、選擇多樣、營養均衡、不偏食：為了讓人體每天獲得各種必需營養素，就必須均衡且不偏地選擇各種食物。而且，各種食物的營養素在人體的各種代謝活動中，都會互相影響。一旦有拒吃或偏食，長久下來一定會因為營養失調，而引發各種疾病。

五、吃「全食物」，而不是過於精緻及加工過的食品：舉例來說，吃米飯最好選擇保留更多營養素的糙米；除非是考慮表皮的農藥殘留等問題，否則，吃蘿蔔或蘋果等，最好要連皮一起吃。

古早的中醫不但有「醫食同源」的觀念，也認為所有食物，不論是什麼部位，都有其特殊的營養成分與功效。就以橘子為例，幾乎一身都是寶，不管是皮、核、絡或葉，都是地道的藥材。

其中，橘皮經過炮製後就是所謂的「陳皮」，是理氣最常用的藥材；橘核則有散結、止痛的功效，可用來治療睪丸腫痛、乳腺炎腫痛等症；橘絡（在果肉上的白色絲狀物）也是可以入藥的，中醫認為有通絡化痰、順氣活血之功效。

又例如一般人常用來調味的薑，薑本身與薑皮也各有不同的功效。因為中醫認為，生薑味辛、性溫，具有發汗解表、止嘔解毒的功效；至於生薑皮則味辛、性涼，具有利水消腫的功效，所以才有「留薑皮則涼，去薑皮則熱」的說法。

除了吃「全食物」的原則外，為了徹底吸收到食物原本的營養，也不要吃過於烹調與加工的食品。舉例來說，除了經過煎、煮、炒、炸之外，若添加了許多調味料或味精等。長久下來，不但會讓人吃不到食物的甘甜和能量，更會使人的味覺喪失。也就是說，不健康的飲食習慣是會導致喪失味覺的。

之前根據日本放送協會（NHK）的報導，一項最新的調查結果顯示，三成多的日本孩子無法識別「酸、甜、苦、鹹」這四種基本味覺中的一

種；其中又以不能識別酸味的孩子最多，占整體的兩成，原因居然是與他們喜歡食用速食有關。

這項在2012年，以埼玉縣內小學1年級至初中3年級的學生（共計349人）為對象，由日本東京牙科大學的植野正之副教授所領導的研究團隊分析，這些味覺有問題的孩子每天都喝飲料，蔬菜的攝入量少，喜歡吃速食等加工食品。

儘管孩子們味覺下降的原因目前尚不明確，但是，植野正之副教授卻認為這跟他們喜歡吃重口味的食物有關，且味覺下降會引起孩子們飲食紊亂，並且導致疾病。

六、依照自己的體質挑選食物，同時按照一年四季的氣候變化，搭配五行、五味、五性的適合食物：自古中醫除了疾病的治療外，特別注重「順應自然」的基本養身之道。也就是說，每個人應該順從春、夏、秋、冬四季的變化，讓身體與外在環境保持協調及平衡，才能達到身體健康的最佳效果。

✚ 學習孔子的12個健康飲食觀念

一、食不厭精、膾不厭細：吃東西一定要吃好的東西，吃肉也一定要切得很細，以利消化。

二、食饐而餲，魚餒而肉敗，不食。色惡不食，臭惡不食：不吃腐爛、變質的食物，此外，食物的顏色不對或味道不好，也不能吃。

三、失飪不食：烹調方式不對也不能吃。舉例來說，鴨子性寒，所以，吃鴨子一定要烤的，先去掉它的寒性，讓食物變成平性之後再吃，才不會傷害體內的平衡狀態。

四、不時不食：不按季節、不按節氣生長的食物不吃。

五、割不正不食：廚師在烹調過程中，不夠細心或不注重消費者的健康，也就不要吃。

六、不得其醬不食：食物除了「不時不食」之外，也必須要搭配合適的醬料，配伍得當，才能達到健康與養生的境界。

七、肉雖多，不使勝食氣：飲食中的肉類數量，不可以代替或超過主食（如米麥

> **➕ 學習孔子的12個健康飲食觀念**
>
> 穀類等）。
>
> 　　八、唯酒無量，不及亂：可以喝酒，但不能過量。
>
> 　　九、沽酒市脯不食：不要吃市場上賣的酒與肉，原因是商人都會將本求利，所以，自己做的食物才比較保險及安全一些。
>
> 　　十、不撤薑食：鼓勵吃薑。
>
> 　　十一、不多食：不要暴飲暴食，加重脾胃的負擔。最好保持七、八分飽，才有利健康。
>
> 　　十二、食不語：吃飯的時候不要說話。

02 一次解決12種食安威脅

　　根據《天下雜誌》2013年的食安專題報導指出，單單5年間，台灣就發生以下多起影響民眾食品安全的重大事件：

　　2007年7月1日，衛生署驗出美商碁富食品公司進口的美國豬肉，含有農委會禁用藥物「瘦肉精」。衛生署雖一度打算放寬瘦肉精標準，但在豬農抗議下，瘦肉精暫不解禁。

　　2008年1月1日，消基會公布市面充斥用綠豆粉、冬粉、魚皮、明膠混合而成的假魚翅，業者為增加賣相，甚至使用甲醛漂白。

　　當年9月12日，中國三鹿牌奶粉爆出含三聚氰胺，衛生署追查發現，該批奶粉已被製成各式奶類食品流入台灣。

　　10月15日，太平市釀酒工廠違法將工業酒精還原為食用酒精。各縣市政府化驗916款酒品，最高竟驗出有10%正己烷殘留，損害人體神經系統。

　　2009年5月18日，雲林縣衛生局查獲近13萬公斤添加甲醛（福馬林）的菜脯，衛生局將封存的1.6萬箱黑心菜脯，全數銷毀。

當年11月13日，高雄縣大寮鄉養鴨場遭戴奧辛汙染，鴨肉戴奧辛含量為11.2皮克，超標5倍。

2011年1月，衛生署又驗出美國牛肉含瘦肉精，相關肉品陸續下架、退運。當年5月24日，衛生署檢驗員驗出昱伸香料公司在食品添加物「起雲劑」中加入有害健康的「塑化劑」（DEHP），隨後，賓漢香料化學公司也被驗出違法添加可塑劑（DINP），等於讓市售飲料、果凍全數遭殃。

2012年7月，在經朝野攻防及與美方斡旋多時後，美牛案過關，未來國內外肉品，除了符合中央主管機關容許標準外，不得檢出瘦肉精；美方進口肉品則採「牛豬分離」政策：瘦肉精「萊克多巴胺」安全容許量僅以美國牛肉為限，不包含美國進口的豬肉及豬牛肉內臟。

2013年5月15日，不肖廠商將化工原料順丁烯二酸摻入化製原料粉，受害廠商遍及全台。衛生署下令商家須在醒目處張貼安全具結證明，並加強食品添加物源頭管理。

該年5月31日，台南市立光農工涉嫌將廉價的工業級乙二胺四乙酸二鈉，調配成食品原物料複方，販售給統一、依蕾特布丁等食品廠商。

6月8日，新北市衛生局抽驗40件賣場以及傳統攤商販售的蘿蔔乾，有22件檢出防腐劑苯甲酸，不合格率高達5成5。

6月10日，台北市衛生局抽驗各大賣場市售32件豆製品，發現有11件不符規定，不合格率達34.3%，包括違法添加過氧化氫、工業色素皂黃等。

8月4日，供應國內上百家餐飲業的台中皇冠特殊印刷公司，使用有害人體的甲苯擦拭紙容器。

8月17日，香港部落客踢爆烘焙業者「胖達人」添加人工香精，與標榜天然食材的訴求不符，恐欺騙消費者。

10月，業者以廉價棉仔油冒充高價橄欖油，且添加銅葉綠素，並牽連到許多知名食用油大廠。

2014年9月5日，知名油商強冠，將廢棄油、工業油混充成食用豬油，出售給數千家食品業者。餿水油全台流竄，根據衛福部食藥署清查下游流

向廠商,總計有235家廠商中招。

以上這些多到不勝枚舉的例子顯示,民眾在生活中可能吃下了不少並不安全的添加物! 一般來說,這些添加物的毒素,大約可概分為「水溶性」與「脂溶性」兩種,且各有影響的器官與身體部位(請見下表)。

表 6-1　各類毒素對身體不同器官或部位的危害

毒素性質屬性	影響器官及身體部位
水溶性	腎臟、肺
脂溶性	肝臟、血管、皮膚

但儘管如此,現代人想要有一個「完全沒有添加物的世界」根本就是不切實際。更何況,只要是合法、合量的添加物並不可怕,民眾最該擔心及害怕的,其實是非法添加物的超量。

對此,《與食品添加物和平共處》一書的作者增尾清,就提出了與食品添加物和平共處的4大因應措施:

首先,當然是從「挑對食品」來下手。如果可能的話,盡量是以天然食材,取代各種加工食品。例如在採買時,盡量挑選食品添加物較少的加工食品;又例如選擇當季,以及「食物運送里程越短」的食物,就不會有額外增加添加物的機會。

其次,如果飲食把握住「分散風險」原則,不要每天都吃同一種食物,並遵守均衡飲食、食材多樣化、多運動、多補充水分、充足睡眠……等方式,就能有效降低食品安全風險。

再者,如果以上的做法可能還是無法確保食品的安全,這時就可以善用一些小技巧,讓食品達到「除毒」的目的。例如在烹調之前,藉由燙、過油等方式,都可以降低食品中的添加物成分。

最後,則可以透過「攝取各式各樣營養素」的方式,讓人體可以進行「排毒」與「解毒」的動作,或是進一步提高身體的免疫能力,以力抗食

品添加物對身體的傷害。

　　以下進一步根據日常飲食中，最常接觸的12種食材、食物與器材，整理出消費者在飲食安全上，最常見的各種食安疑慮，以及在身體力行之下，可以避免的方法：

　　一、新鮮蔬菜水果：為了避免蔬菜水果上可能殘留的各種水溶性農藥，除了購買具有食品安全生產履歷的蔬果之外，最好的方法就是用大量且流動的清水浸泡及沖洗。之後在正式烹煮之前，可以透過各種過（熱）水及油的方式，將可能殘留的農藥再次去除。

　　特別是因為新鮮蔬菜除了會有農藥殘留的問題外，如果種植的農人為了快速採收而大量使用氮肥時，會造成蔬菜內的硝酸鹽過高。再加上硝酸鹽並不會被清水「洗掉」，所以，最好食用或烹調前先燙過（燙過蔬菜的水也要倒掉）；如果煮火鍋，也最好不要喝湯。

表 6-2 **7 種易殘留農藥蔬果，以及避免的方法**

蔬果名稱	避免食用農藥的方法
玉米	要浸泡在乾淨的水裡並仔細沖洗，之後再切段及料理；記得火鍋裡放玉米後就不要再喝湯。
蘋果	特別是國外進口的蘋果，為了延長蘋果的保存期限，都會加大量的農藥及打蠟。可用食用小蘇打仔仔細擦拭果皮後，再浸泡在清水中，且打蠟的蘋果一定要削皮再吃。
西洋芹	大部分農藥會集中在芹菜底部，所以，食用前可以把底部削去及去皮，且千萬不要生吃。
桃子	要用乾淨的水多清洗幾次，以便用自來水中的氯氣，將農藥氧化掉。
草莓	先摘掉草莓蒂，再用自來水浸泡 15 分鐘以上，並重複這個動作 2~3 次。
香菇	生的香菇可用鹽水，將香菇內外層都清洗乾淨；乾香菇則要先用冷水泡 10 分鐘以上，並且一定要煮熟後食用。
馬玲薯	削皮，特別是除去皮上發綠的部分後煮熟食用。

二、食用油脂：一般食用油脂分為動物性與植物性兩種，後者因為含有不飽和脂肪酸，是比較有益於人體的食用油脂；至於動物性油脂，則富含飽和脂肪酸，可能會導致心血管疾病，是應該盡量避免的食用油。

然而，植物油雖然有利身體健康，但因為有不耐高溫的特性，所以，正確的做法應該是：高溫炒炸時使用動物性食用油、低溫烹調（例如涼拌）時，則採用植物性油脂。

除此之外，有些植物油氫化而成的人造油，例如人造奶油等，會因為高溫而形成不利人體健康的反式脂肪，並不適合列入一般食用油的選項當中。所以，選擇好油就成了很重要的一道關卡。

➕ 譚敦慈的選油、用油原則

一、少用油，建議每人每天不到2湯匙。

二、選用含有較多營養成分的初榨油，不要選氫化植物油，也盡量不選調和油、精製油。

三、要多品牌、小包裝，配合不同煎、煮、炒、涼拌時，選擇適合的油品。要多種油。

四、要妥善儲存油品，例如初榨油很容易腐壞，因此，一開封就得放進冰箱冷藏。一旦發覺油品有油耗味，就不要再使用。

其次，保存也很重要。這是因為油脂也有一定的保鮮期間，所以在購買時，最好選擇深色（如綠色或棕色）玻璃瓶裝的油品，可以阻擋光線的照射、避免油品的變質；而且，最好能夠在開瓶後一、兩個月內食用完畢。

三、各種肉品：雖然多數人有一定的養生觀念，都覺得吃瘦肉比肥肉要健康。但也因為如此，讓不少畜牧業者利用「瘦肉精」讓牛、豬只長瘦肉且肌肉顯得結實健美。然而，吃下這些殘留的瘦肉精之後，人體就會出現噁心、嘔吐、心悸與血壓上升等症狀。更重要的是，假設是心血管疾病

患者，吃了瘦肉精更可能會有「爆血管」的可能。

　　除了瘦肉精之外，有些不肖肉販會為了讓肉品的賣相好看，而添加讓肉色鮮豔的二氧化硫；或是為了讓魚蝦類長久保持漂亮的外觀、看起來新鮮，會先浸泡在俗稱「福馬林」的甲醛之中，或是用一氧化碳處理過。長期食用之下，也會嚴重損害人體的肝、腎等消化器官，並有可能致癌。

　　為了避免以上的問題，除非能購買到現捕，或是有信譽攤商所販售的漁貨，最好改買滅菌後採真空包裝的冷凍魚，而不是一般菜市場攤販擺在冰塊上、有可能被汙染的魚蝦。

　　四、醬油、醋等調味料：以古早釀造的醬油為例，必須經過一定時間的製作過程，不但價格昂貴，且無法大量生產以應付市場的需求。而便宜的醬油，雖然原料也是大豆、小麥等，但卻是透過鹽酸分解蛋白質，只需要短短幾天，就可以製出像醬油成分一樣的胺基酸溶液。

　　只不過，這些溶液並沒有傳統醬油的豆香及顏色，所以，都會再加入許多添加物，像是讓味道更加美味的「麩胺酸鈉」（俗稱「味精」），增加一點酸味的「酸味劑」，變得黏稠的「黏稠劑」，顏色較深的「焦糖色素」，以及可以長久保存的「防腐劑」等。

　　為了避免買到化學醬油，購買前最好看清楚背後的成分標示。如果除了大豆、小麥、鹽、糖與麴之外，還有其他唸不出名字的化學名詞，就可以確定是化學製造，而非天然釀造的醬油了。

　　五、罐頭與加工食品：在加工肉品（例如火腿、熱狗及香腸）中，最常見的就是硝酸鹽及亞硝酸鹽。其作用原本是抑制細菌（肉毒桿菌）的腐化，並且可以使肉類產生紅色及特殊的風味。但如果使用超量，則會有致癌的風險。

　　六、各種豆類或奶製品：常用在三合一咖啡、奶茶或配咖啡的奶精，並不是由鮮奶所製成，而是由使用反式脂肪的氫化油混和奶粉、香精等製成，非但沒有鮮奶該有的營養成分，反倒在加工的過程中，至少會加入「乳化劑」、「黏稠劑」、「抗氧化劑」等食品添加物。

豆類製品最多的問題是「基因改造」食品的問題。所謂的「基因改造」，是利用一種新的科技，將一種「優勢基因」植入到另一個農作物體內，以便提高其生長速度、營養價值，或是抗菌、抗凍、耐乾旱、延長保存期限等功能。

目前國內可能含有基因改造成分的食物，廣泛存在於沙拉油、醬油、豆漿、豆腐、玉米片、麵包等。且目前沒有任何國家、研究團體或科學家能夠證明：當人吃下這些含有基因改造成分的食物後，是否會受到這些改造基因的影響，甚至連其生下的下一代也受到影響？所以，選擇不吃，恐怕是最好的決定。

除此之外，由豆漿做出來的豆腐、豆乾、素雞、豆包、豆皮、乾絲等，至少都會加入在煮豆漿時，避免泡泡溢出的「消泡劑」，以及各種防腐劑，像是苯甲酸（安息香酸）、過氧化氫等，或是各種增加味道及顏色的甜味劑、合成香料、色素（例如前一陣子黑心豆乾曾驗出的致癌物──二甲基黃）、味精……等。

其中的苯甲酸在食用過量下，會對肝臟及腎臟造成傷害，也可能引發胃痛；過氧化氫則會引發頭痛及嘔吐，並且會對眼睛、皮膚與腸胃道造成腐蝕性傷害……。

為了避免以上兩種防腐劑吃進人體後的傷害，豆乾類食品在烹煮前，最好先浸泡在清水裡至少40分鐘，之後再清洗及烹煮。在此同時，最好打開鍋蓋烹煮，才能讓這些添加物隨著水氣蒸發。

而除了以上的添加物之外，為了避免豆製品會存有高量的肉毒桿菌，相關豆製品最好煮沸攝氏100度10分鐘以上再食用；而醃漬的豆腐乳、豆瓣醬等則是能盡量避免為是。

七、市售各種飲料：市售的珍珠奶茶、芋圓、仙草凍、愛玉等飲料中，除了乳化劑、香料、色素、防腐劑等添加物之外，最常見的違法添加物就是異味少、保水及抑制黴菌與腐敗菌效果較佳的「水醋酸」。水醋酸如果食用過量，會累積在人體中，嚴重傷害腎臟功能，並且引發病變。

　　而除了以上可能危害身體健康的過量添加物之外，市售飲料還有過高的糖分與熱量，不但會形成肥胖，更容易造成身體代謝上的嚴重負擔。所以，如果可能的話，最好盡量避免常喝市售的飲料。

　　八、各種乾貨及蜜餞等：中國人的食材中，除了新鮮的蔬果魚肉外，還有不少可以保存更久的乾貨，像是最常使用的香菇、蝦米、木耳、金針，以及各種中藥材……等。然而，也有不少黑心不肖商人，為了維持這些乾貨的外觀及顏色漂亮，加入一些不該添加的化學毒素。

　　舉例來說，金針、白木耳中常會添加的二氧化硫，過量食用後會引發氣喘、嘔吐或呼吸困難等症狀、讓食物顏色潔白的過氧化氫（雙氧水），則會強化胃液的氧化性，傷害消化系統及讓食物產生自由基；至於枸杞等中藥材，也可能會含有有害人體的農藥及重金屬等殘留物。

　　有些乾果蜜餞為了能保存長久，以及看起來與吃起來的口味，就會加入苯甲酸、己二烯酸、去水醋酸等防腐劑，讓顏色看起來漂亮的漂白劑（二氧化硫），或是加入大量的人工甘味劑（糖精、甜精）與檸檬酸，吃多了都是有損身體健康。

　　為了避免以上毒素危害身體健康，最好的辦法除了慎選來源之外，購買時也最好用鼻子聞一下，如果有刺鼻味或特別香，就不要購買了。其次，顏色特別鮮豔、奇怪的乾貨，最好不要購買；最後在食用前，則可以用「熱水泡20~30分鐘、冷水泡50分鐘」的方式，去除乾貨上的化學毒素。

　　九、容器毒素：特別是第七類塑膠（像是PC或美耐皿）製成的所有容器，因為內含雙酚A、甲醛、三聚氰胺。在遇到酸或熱時，就會將以上這些有毒物質溶出，容易造成不孕、乳腺癌、攝護腺癌、心臟與神經上的傷害，甚至會造成孕婦產下畸胎。為了避免以上容器對身體健康的危害，最好使用純白瓷器或玻璃容器。

　　十、飲用水：許多人為了飲用水的安全，捨棄天然純水而改買各種特殊成分（例如深層水、鹼性水……），甚至是經由各種過濾裝置下的水。

但事實上，這些水都不如天然純水更有利身體健康。

因為就算裝了最先進的濾水器，還是無法去除水中的某些物質，像是氯以及加熱後所產生的三鹵甲烷（氯氣與水中有機化合物結合，或經由加熱中所產生的一種致癌物）。

所以，想要喝到健康、無汙染的純水，首先就是要定期清洗大樓的水塔，其次就是用傳統熱水壺煮過濾水，等水沸騰後打開壺蓋，讓水再繼續滾10分鐘，讓三鹵甲烷等物質徹底從沸水中揮發掉。

✚ 健康飲水小撇步

儘管台灣自來水的普及率高達90％，且各地環保局所抽驗的自來水，約有99％符合飲用水水質標準。但仍有不少民眾擔心飲用水的安全，另外加裝濾水器或買瓶裝水飲用。

以前毒物專家林杰樑的遺孀為例，即使家中裝有可生飲的RO逆滲透淨水裝置，她仍會煮過之後再飲用，且會遵守以下兩大用水原則：

1.前一晚取水，再靜置一晚後使用，將有助水中氯氣揮發；避免早晨起床後取自來水燒開水或煮湯，因為水管中的水一夜未流動，易累積有毒物質或長細菌。

2.使用熱水瓶最好預先燒好開水，再加入熱水瓶，而不要直接加生水煮開。生水煮沸後，可先打開抽油煙機，再將火轉小，繼續煮約5分鐘，以便將有毒物質藉由水蒸氣排除。

十一、米麵類食品：以西點麵包為例，為了呈現漂亮的顏色與香氣，就一定要添加各種香精、色素、改良劑或含有反式脂肪、可能會造成心血管負擔及高熱量的各種人造奶油、酥油（乳瑪琳）、乳化劑（讓蛋糕更膨鬆及柔軟有彈性）、膨脹劑（產生膨鬆作用、含有鋁化合物的發粉、泡打粉，或阿摩尼亞）、甜味劑等。所以常會出現鳳梨酥裡沒鳳梨，藍莓麵包沒有藍莓的狀況。

而除了各種添加物之外，由於用來做西點麵包或饅頭、餅乾的麵粉，是用小麥做的，原本就會帶上一點黃色。只不過，為了賣相上好看，還會

額外加上「增白劑」（例如過氧化苯甲醯，它會傷害到肝臟的功能），以及各種防止腐壞的防腐劑（例如己二烯酸、苯甲酸、去水醋酸、對羥基苯甲酸等）與抗氧化劑。

總的來說，會添加在麵粉裡的添加物，除了以上幾種外，還包括了改善或穩定食品的增稠劑與穩定劑、可增加或補充食品某些養分的營養強化劑、各種人工合成甜味劑、改善香味的酸味劑等，林林總總加起來至少十樣跑不掉。

所以，聰明的消費者要避免吃到以上除了天然小麥粉、酵母、糖、奶油之外的化學添加物，最好要避免顏色太鮮豔、太膨鬆及柔軟、有彈性、香味特別濃郁的米麵類食品。

十二、超商便當：超商賣的便當，為了能夠長時間保持不錯的賣相，除了各種肉類的主菜之外，配菜多半是經久不變色的豆乾、香腸、酸菜、醬瓜及蘿蔔乾等。

以上食物不但含有色素、各種讓顏色鮮豔或不泛黃的食品添加物（例如讓乾絲變白的過氧化氫，讓香腸顏色紅豔的亞硝酸鹽，讓魚丸看起來特別白及具彈性的硼砂，酸菜及豆乾都會加入的黃色四號人工色素，酥炸粉會使用的泡打粉），更有不少防腐劑存在其中。這些添加物如果食用過量，不但會造成過敏、頭暈、嘔吐、氣喘、腹瀉等不適，長期累積在體內，也非常不利肝臟與腎臟的正常功能。

03 如何配合體質，搭配寒、涼、熱、燥及平性的食物？

中醫的治病理論，就在於「平衡」兩個字。只要身體處於平衡狀態，人就能夠獲致健康；一旦身體平衡被打破了，就會導致人的不健康。且在中國古代的醫藥學理論之中，就有所謂「醫食同源」的觀點。也就是說，

食物其實就是「廣義的藥品」。

這是因為中醫認為，食物具有「五性」（寒、涼、溫、熱、平）與「五味」（酸、苦、甘、鹹、辛）的特性，而只要掌握住個人的體質，並搭配以上食物的五味與五性，就能透過膳食的調配，達到調整偏差體質與治療的效果。而這樣的搭配做法，即是依照「寒者熱之，熱者寒之；虛則補之，實則瀉之」的中醫治療原則。

對於食物的「五性」該如何區分？一般來說，只要是婆婆媽媽常說的「燥」或「熱」的食物，就是所謂的「溫、熱」性食物；至於「冷」、「涼」或「退火」的食物，則是指「寒、涼」性食物（相關食物請見下表）。不過，大多數日常常見的食物，還是以「平性」居多。

表 6-3　食物的五性

屬性	類別	代表食物	適合體質	不適合體質	食用建議
寒涼性	穀類	薏仁	燥熱體質者，用來緩解熱性病症。	體虛怕冷、腸胃虛弱或呼吸道不適的人。	中午、夏天適用
	蔬菜類	大白菜、竹筍、蘆筍、茭白筍、蘆薈、芹菜、蓮藕、白蘿蔔、苦瓜、絲瓜、黃瓜、冬瓜、綠豆芽、海帶、紫菜、菠菜、空心菜、金針、茄子、荸薺			
	水果類	奇異果、火龍果、西瓜、梨子、柿子、椰子、柚子、橘子、柳橙、葡萄柚、楊桃、香瓜、番茄、香蕉			
	肉類	海鮮、鴨肉、蟹、蛤蜊			
	豆蛋類	蛋白、綠豆、豆腐、豆豉			
	其他	冰品、茶、鹽、醬油、白糖、冰糖、蜂蜜、味精			
溫熱性	穀類	紫米、核桃、松子、糯米	適合虛寒體質，以及慢性病人食用。	體質燥熱，且有急性發炎的人不適用。	早晚、冬天適用
	蔬菜類	南瓜、黃豆芽、韭菜、香菜、胡蘿蔔			

（續下頁）

表 6-3　食物的五性（續）

屬性	類別	代表食物	適合體質	不適合體質	食用建議
溫熱性	水果類	龍眼、荔枝、桃子、櫻桃、芒果、榴槤、木瓜	適合虛寒體質，以及慢性病人食用。	體質燥熱，且有急性發炎的人不適用。	早晚、冬天適用
	肉類	羊肉、牛肉、火腿、蝦、海參、鱔魚、			
	豆蛋類	--			
	其他	各種辛香調味料（辣椒、胡椒、蔥、薑、韭、蒜、芫荽、肉桂、茴香、八角等）、咖哩、醋、酒、紅糖、紅棗			
平性	穀類	米飯、麵食	適合大部分人食用，特別是中醫理論認為「虛不受補、實不宜瀉」的人。	無限制。	無限制
	蔬菜類	彩甜椒、胡蘿蔔、茼蒿、花椰菜、地瓜、玉米			
	水果類	蘋果、葡萄、柳橙、檸檬、蓮霧、鳳梨			
	肉類	雞肉、豬肉、鵝肉、大部分魚肉			
	豆蛋類	雞蛋、牛奶、豆漿、黑豆、蠶豆、豌豆			
	其他	花生、芝麻			

資料來源：彙整自網路及《100種健康食物排行榜》，康鑑文化編輯部著，康鑑文化出版。

表 6-4　各種體質者的飲食建議

體質	特性	適合食物特性
熱性	經常感到口乾、口渴、怕熱、動不動就流汗、喜歡喝冷飲、容易嘴破、臉色及唇色通紅、常有便秘的現象、小便量少且顏色黃、脾氣容易煩躁、常失眠、女性經期常常提早、分泌物濃且有異味。	寒涼性
寒涼	怕冷、手腳常冰冷、喜歡喝熱飲、不容易口渴也不愛喝水、臉色及唇色蒼白、容易拉肚子、說話有氣無力、女性經期常遲到，且天數多、血塊多。	溫熱性

資料來源：彙整自網路及《100種健康食物排行榜》，康鑑文化編輯部著，康鑑文化出版；《蔬菜養生事典》，三采文化著，三采文化出版。

表 6-5　台灣一年四季盛產的各種食物

	雜糧	蔬菜	水果	海產	辛香料
春天	山藥、芋頭、豆薯、玉米、地瓜、紅豆、茶葉、馬鈴薯	香菇、杏鮑菇、金針菇、芥藍菜、高麗菜、大白菜、萵苣、小白菜、花椰菜、白蘿蔔、大黃瓜、苦瓜、絲瓜、冬瓜、南瓜、小黃瓜、茄子、長豇豆、毛豆、甜椒、牛蒡、番茄、韭菜、韭菜花、黃豆芽、綠豆芽、苜蓿芽、油菜、扁蒲、黑木耳、雪裡紅、茼蒿、豌豆、皇帝豆、芹菜、菠菜、洋蔥、桂竹筍、茭白筍、綠竹筍、麻竹筍	楊桃、番石榴、檸檬、香蕉、木瓜、葡萄、鳳梨、椰子、甘蔗、柳丁、棗子、釋迦、蓮霧、柑橘、草莓、青梅、金橘、葡萄柚、枇杷、桃子、山竹、西瓜、美濃瓜、芒果	（黑）鮪魚、鮑魚、白帶魚、紅魽、白鯧、黑鯧、台灣鯛魚、鰻魚、鱸魚、石斑魚、虱目魚、白蝦、文蛤、牡蠣、螃蟹、鱔魚、鯖魚、烏魚、嘉鱲魚、鰹魚、飛魚	青蔥、辣椒、蒜頭、薑、九層塔、香菜
夏天	芋頭、豆薯、玉米、茶葉、綠豆、花生、胡麻、小米、薏仁	香菇、杏鮑菇、金針菇、芥藍菜、大白菜、萵苣、小白菜、花椰菜、白蘿蔔、大黃瓜、苦瓜、絲瓜、冬瓜、南瓜、小黃瓜、茄子、長豇豆、毛豆、甜椒、牛蒡、蕃茄、韭菜、韭菜花、黃豆芽、綠豆芽、苜蓿芽、油菜、扁蒲、黑木耳、雪裡紅、茼蒿、豌豆、皇帝豆、芹菜、菠菜、洋蔥、桂竹筍、茭白筍、綠竹筍、麻竹筍、越瓜、白蘆筍、蓮藕、蓮子、金針花	楊桃、番石榴、檸檬、香蕉、木瓜、葡萄、鳳梨、椰子、甘蔗、蓮霧、青梅、葡萄柚、枇杷、桃子、西瓜、美濃瓜、芒果、李子、荔枝、百香果、三灣梨、世紀梨、水蜜桃、龍眼、酪梨、黃香瓜	（黑）鮪魚、鮑魚、白帶魚、紅魽、白鯧、黑鯧、台灣鯛魚、鰻魚、鱸魚、石斑魚、虱目魚、白蝦、文蛤、牡蠣、螃蟹、鱔魚、飛魚、鰹魚、小卷、魷魚、赤宗	青蔥、辣椒、蒜頭、薑、九層塔、香菜

（續下頁）

表 6-5	台灣一年四季盛產的各種食物（續）				
	雜糧	蔬菜	水果	海產	辛香料
秋天	芋頭、豆薯、玉米、綠豆、米、薏仁、山藥、茶葉	香菇、杏鮑菇、金針菇、芥藍菜、大白菜、萵苣、小白菜、花椰菜、白蘿蔔、大黃瓜、苦瓜、絲瓜、冬瓜、南瓜、小黃瓜、茄子、長豇豆、毛豆、甜椒、牛蒡、番茄、金針花、韭菜、韭菜花、黃豆芽、綠豆芽、苜蓿芽、油菜、扁蒲、黑木耳、雪裡紅、毛豆、油菜、茭白筍、綠竹筍、麻竹筍、白蘆筍、蓮藕、蓮子、龍鬚菜、越瓜、菱角、芹菜、皇帝豆	楊桃、番石榴、檸檬、香蕉、木瓜、葡萄、鳳梨、椰子、柿子、釋迦、甘蔗、葡萄柚、枇杷、桃子、西瓜、哈密瓜、美濃瓜、芒果、李子、荔枝、百香果、橫山梨、三灣梨、世紀梨、水蜜桃、龍眼、酪梨、黃香瓜、楊桃、火龍果、文旦柚、蘋果、高接梨、酪梨、椪柑	（黑）鮪魚、鮸魚、白帶魚、紅魽、白鯧、黑鯧、台灣鯛魚、饅魚、鱸魚、石斑魚、虱目魚、白蝦、文蛤、牡蠣、螃蟹、鱔魚、小卷、秋刀魚、旗魚、烏賊、大閘蟹	青蔥、辣椒、蒜頭、薑、九層塔、香菜
冬天	芋頭、豆薯、玉米、綠豆、米、薏仁、山藥、茶葉、胡麻、花生、花豆、紅豆、馬鈴薯	香菇、杏鮑菇、金針菇、芥藍菜、大白菜、萵苣、小白菜、花椰菜、白蘿蔔、大黃瓜、苦瓜、絲瓜、冬瓜、南瓜、小黃瓜、茄子、長豇豆、毛豆、甜椒、牛蒡、番茄、金針花、韭菜、韭菜花、黃豆芽、綠豆芽、苜蓿芽、油菜、扁蒲、黑木耳、雪裡紅、油菜、白蘆筍、芹菜、皇帝豆、菠菜、茼蒿、冬筍、洋蔥	楊桃、番石榴、檸檬、香蕉、木瓜、葡萄、鳳梨、椰子、柿子、釋迦、甘蔗、葡萄柚、枇杷、桃子、美濃瓜、芒果、李子、奇異果、橫山梨、三灣梨、楊桃、蘋果、椪柑、草莓、山竹、紅柚、白柚、柳丁	（黑）鮪魚、鮸魚、白帶魚、紅魽、白鯧、台灣鯛魚、饅魚、鱸魚、石斑魚、虱目魚、白蝦、文蛤、牡蠣、螃蟹、旗魚、烏魚	青蔥、辣椒、蒜頭、薑、九層塔、香菜

資料來源：彙整自《跟著24節氣吃不生病》，陳潮宗著，台視文化出版。

　　此外在五臟疾病的配膳原則上，則有所謂「病在心、忌溫食；病在脾、忌飽食；病在肺、忌寒食；病在腎、忌熱食」的「五忌」，以及「肝色青、宜食甘；心色赤、宜食酸；脾色黃、宜食鹹；肺色白、宜食苦；腎色黑、宜食辛」的「五宜」（請見下表）。

表 6-6　人體「五臟」所對應的五色及五味食物

五臟	對應人體系統	對應五色	對應五味
脾	消化系統	黃色	甘、甜
肺	呼吸系統	白色	辛、辣
腎	循環系統	黑色	鹹
肝	免疫系統	青（綠）色	酸
心	內分泌系統	紅色	苦

　　中醫認為，在春天的時候，不應該吃太多「酸」的，這是因為春天屬「木旺」，也就是「木最旺盛」，如果再加上「酸」的東西，就會讓「木」更加旺盛，有違中醫「凡事平衡」，不要「太過」與「不及」的原則。所以中醫認為，如果春天的時候，吃酸的東西太多，就會傷「肝」，不是眼睛看不清楚，就是影響肝、膽的功能及免疫系統。

　　其次是夏屬「火旺」，所表現出來的就是「天氣很熱」。由於夏季相對應的五味是「苦」，所以，如果苦吃得太多，就容易造成心血管、內分泌系統的疾病；至於秋天屬「金」，所對應的五味是「辛辣」，所以，如果辛辣的東西吃太多，就會傷「肺」，影響人體呼吸系統；而冬天屬「水」，對應的五味是「鹹」。因此，如果吃得太鹹就會傷「腎」，也就是循環系統的功能變弱。

　　以上是四季所對應的五味，還有一味是「旺於四季」的「土」，其對應的是「甘、甜」味。中醫認為所有米飯及麵食，都是屬「土」的，雖然一年四季都可以吃，但中醫理論都會再三強調「平衡」，也就是不要「太

過」與「不及」的道理，飲食都要均衡與適當。假設每一個人都了解並遵守這樣的道理，不但很少生病，身體也會變得更為健康。

表6-7	食物的「五味」			

味	入臟	功能	代表食物
酸味	肝	滋筋：增加胃酸分泌與酸度、提高食慾、健脾開胃、生津止渴、幫助消化、收斂止汗，且能擴張血管、降低血壓、促進膽汁分泌、降低膽固醇、提高肝臟功能。	柑橘、荔枝、芒果、葡萄、李子、桃子、烏梅、山楂、醋
苦味	心	滋血：清熱退火、燥濕瀉熱、消炎解毒、止煩渴，且具有消炎作用，可調整心臟及血管的功能。	苦瓜、香椿、茶、杏仁、白果
甘味	脾	滋肉：提供熱能、增強免疫能力、補充氣血、開胃生津、解毒、消除肌肉緊張。	薏仁、菠菜、白菜、茄子、蘋果、甘蔗、瓜果類、梨子、木耳、肉類、魚類、蜂蜜、黑糖
辛味	肺	滋氣：調節汗腺分泌、提供呼吸功能、提高體溫與血壓、行氣止痛、促進血液循環（活血）及新陳代謝功能。	薑、咖哩、辣椒、大蒜、蔥白、香菜、韭菜、洋蔥、芹菜、茴香、白蘿蔔、白酒
鹹味	腎	滋骨：補腎、調節腎臟的泌尿功能（利尿、消水腫）、改善便秘、消除腫塊及去痰。	小米、豬肉、鴨肉、螺、螃蟹、蛤蜊、牡蠣、海參、海藻類、莧菜、鹽

資料來源：彙整自網路及《100種健康食物排行榜》，康鑑文化編輯部著，康鑑文化出版。

　　以上的飲食配合原則，是根據中醫所說的「以形補形、以色補色」的觀點。且由於中醫認為，五臟中的「肝」、「心」、「脾」、「肺」、「腎」，都分別對應著青（綠）、赤（紅）、黃、白、黑這五種顏色，且這五種顏色，不但反映在人的身體狀況及面（臉）色上的表現，同時也體現在食物的顏色與五臟的關係。

　　所以，人們應該根據自身的身體狀態，挑選適合及偏重的食物。舉例來說，「青（綠）色」蔬果在中醫的歸類中，是屬於五行中的「木」，其所對應的臟器就是「肝」、「膽」，如果多吃此類蔬果，則可以達到「保

肝」及「解毒」的功效;「紅色」蔬果(蘋果、番茄……等),則屬於五行中的「火」,其對應的臟器是「心」與「小腸」,多吃這類食物就有助於「血液循環」、「補血」及「抗氧化」的效果;香蕉、玉米、哈密瓜……等「黃色」蔬果,屬於五行中的「土」,相對應的臟器是「脾」及「胃」,多吃則有助改善消化系統與新陳代謝;「白色」蔬果像白木耳、白蘿蔔……等,屬五行中的「金」,對應的臟器為「肺」與「大腸」,平日多吃可以改善呼吸道疾病及排泄系統;「黑色」蔬果如黑木耳、香菇……等,是屬於五行之中的「水」,對應的臟器為「腎」及「膀胱」,多吃可以「補腎」與「改善膀胱問題」。

表 6-8　中醫及營養學的「五色食物」觀點

	功能	主要成分	代表食物
綠色	養肝:滋養「肝臟」、排毒、解毒、降肝火、除燥熱。其中的維生素 C 還具有抗氧化作用,可以養顏美容、延緩老化、增強免疫力。	可維持生命、保護眼睛、預防癌症及強壯骨骼功能的植化素,像是葉綠素、葉黃素、玉米黃素、芹菜素,以及膳食纖維、葉酸、維生素 C、鉀……等。	芥藍菜、秋葵、菠菜、空心菜、花椰菜、高麗菜、茼蒿、青椒、青蔥、芹菜、蘆筍、蘆薈、青木瓜、黃瓜、絲瓜、荷蘭豆、四季豆、芭樂、香瓜、奇異果、紅豆、蛤蜊、豬肝、檸檬、梅子、韭菜
紅色	養心:具有補血、生血、活血及清血的功效,可以治療缺血性貧血、消除疲勞,另有抗癌、防老、保護上皮組織與黏膜的功效。	具有保護心臟、護膚、抗老化、預防癌症功效的植化素,像是花青素、茄紅素、辣椒紅素,以及鐵、維生素 A、β-胡蘿蔔素、蛋白質、脂肪……等。	南瓜、胡蘿蔔、紅甜椒、紅辣椒、紅鳳菜、櫻桃、番茄、西瓜、李子、草莓、紅蘋果、山楂、桑椹、葡萄、蔓越莓、牛肉、豬肉、羊肉、豬心與動物肝臟
黃色	養脾:具抗氧化作用,有助延緩老化,並且保護黏膜的健康,對消化及免疫系統有益。	會讓皮膚富有彈性、保護視力、增強免疫力與預防或抗癌的植化素,像是 β-胡蘿蔔素、生物類黃酮素,以及醣類、維生素 A、維生素 C……等。	胚芽米、小米、玉米、玉米筍、韭黃、大豆、柿子、胡蘿蔔、木瓜、地瓜、柑橘類水果、香蕉、鳳梨、楊桃、南瓜、芒果、紅棗、黃豆、蜂蜜

(續下頁)

表 6-8	中醫及營養學的「五色食物」觀點（續）		
	功能	主要成分	代表食物
白色	養肺：具有潤肺止咳的功能，對整個呼吸系統都有益。另可維持骨骼健康，幫助構成及修補細胞組織，維持人體的生長發育、提升抵抗力。	有維持正常血壓、降低膽固醇、抗發炎及預防炎症的植化素，像是青蔥素、蒜素、苦瓜苷，以及蛋白質、醣類、鈣……等。	白米、白糯米、麵食、杏仁、蓮子、山藥、竹筍、茭白筍、白花椰菜、白菜、白蘿蔔、冬瓜、洋蔥、金針菇、白木耳、梨子、柚子、椰子、馬鈴薯、大蒜、白芝麻、高麗菜、薏仁、百合、苦瓜、牛蒡
黑色	養腎：滋陰、具有抗氧化及促進血液及淋巴循環作用，可清除體內自由基，有助於潤澤肌膚、延緩老化、使頭髮烏黑、調節生理及生殖機能、抗癌。	具有增強記憶力、抗菌、保護泌尿道與預防癌症功能的植化素，像是花青素、前花青素、白藜蘆醇，以及鐵、鈣、鋅、硒……等。	紫米、黑芝麻、栗子、茄子、桑椹、葡萄、烏梅、黑棗、黑豆、紫菜、髮菜、海帶、海苔、海參、黑木耳、香菇、烏骨雞、牡蠣、牛蒡、鹽、藍莓、李子

資料來源：彙整自網路及《100種健康食物排行榜》，康鑑文化編輯部著，康鑑文化出版。

　　古老的中醫，除了很早就根據「五臟對應四季」的理論，衍生出「春天養肝」、「夏天養心」、「長夏養脾」、「秋天養肺」、「冬天養腎」的說法外，也非常強調不同體質的人，可以挑選適合自己體質的食物，以調理身體上的不平衡，進一步達到健康及養生的境界。

　　簡單來說，中國人的養生重點非常強調把日常飲食，配合大自然運轉與人體生理韻律的「三因制宜」方式，也就是「因時、因地、因人」而制宜，以及「寒者熱之，熱者寒之」原則，來選擇及烹飪食物的論點。

　　其中所謂的「因時制宜」是指「依時令、季節挑選食物」。例如在夏天要少吃溫熱性食物，在冬天要少進食寒涼性食物。舉例來說，冬天常吃的燒酒雞、薑母鴨、羊肉爐及火鍋很適合，但在夏天吃了就容易上火。

　　而除了一年有四季的變化之外，中醫也認為一天之中，也有「四季」的不同。像是早上是一天的開始，人體生理功能剛要開始旺盛，就像一年四季的春天一樣，不適合吃寒涼性食物。

其次的「因地制宜」是指「依地域挑食物」，例如住在炎熱地方要少吃溫熱性食物；住在寒冷地區要少進食寒涼食物。再來是「因人制宜」，也就是寒性體質或「寒證」的人，要多挑溫熱性食物吃；而熱性體質或「熱證」的人，則要多挑寒涼性食物吃。

以上「三因制宜」是中醫利用飲食來養生與治病的重要原則，但事實上，有時在烹調食材時，如果能稍微注意一下烹調的手法，也能夠將不適合自己體質的食材「變性」。

另外從中醫的角度來看，食物使用不同的烹調手法，並不只是食物質變而已，事實上就以中藥的炮製為例，同一種食材在不同的製作方法之下，是會改變其原來的五性（寒、涼、溫、熱、平）。

舉例來說，在烹煮寒涼性食物的時候，就可使用溫熱性的酒醋、香辛料來調味，像是海鮮類的螃蟹或蛤蜊的作法，通常就使用溫熱性的酒、辣椒、蔥、薑、九層塔等來中和一下其「寒」性，不僅去腥、好吃，而且也合乎「平性」的原則。

另外吃火鍋時所放的豆腐、白菜、粉絲，不但可使湯汁更鮮美，兼可利用這些性寒的食物來降低吃火鍋「容易上火」的問題，或是吃完火鍋後，再挑些寒涼的水果如梨子、西瓜來吃，也具有同樣的功效。又例如用蒜頭炒空心菜，煮冬瓜湯放薑絲，泡菜及醃黃瓜裡加辣椒，用豆漿搭配燒餅油條，煮冬瓜茶要加紅糖……等，都是很好的寒、熱調和的例子。

04　各類食物如何烹（飪）調，才能保持最多營養價值，並且避免有害健康？

「烹」的意思是「煮」，「飪」的意思是「熟」，所以狹義上的定義是將食物原料，進行「熱加工」；至於廣義上來說，烹飪是指「透過加工處理

食物,使食物更可口、更好看與更具香味。」因為色香味俱佳的食物,不但能讓人在食用時感到滿足,而且可使食物的營養更容易被人體吸收。

　　然而,只要高溫烹調食物,就會改變整個食物的結構,特別以烤肉為例,當肉片被烤焦時,就會產生PAH(多環芳香族碳氫化合物)與異環有機胺等致癌物質。研究顯示,長期接觸PAH的人,可能會引發血癌或淋巴癌,以及口腔、胃、肝、胰、大腸、直結腸癌等罹患率,甚至有可能藉由遺傳而影響到下一代的健康。

表 6-9　高溫對各種食物成分的不利影響

食物成分類別	產生有毒物質	對健康的傷害
油脂	多環芳香族碳氫化合物(PAH)等	致癌
蛋白質	異環有機胺等	致癌
澱粉	丙烯醯胺	致癌與基因突變
醣	醣氧化先趨物	產生自由基、加速人體老化及各項疾病的產生

資料來源:師大化學系教授吳家誠。

　　除了食物本身成分結構會受到高溫烹調的破壞外,油炸食材時所用的油,只要連續高溫使用超過4小時,油脂就會開始「劣化」。而劣化的油脂將會導致肝癌、胃癌、各種腸癌以及胰臟癌等。

　　特別是各種魚類及海產等,原本所含有的無害有機砷,更會在油炸的過程中變成有毒性的無機砷,導致人體神經系統、心臟血管、腸胃道、造血系統與皮膚等的損害,也會導致孕婦產下畸胎或死胎。

　　另外,重複使用油品(回鍋油),不但會造成心臟病,且食物經過油炸後所產生的丙烯醯胺類物質,更會有致癌的高風險。所以,最健康的烹調方式,就是不要採用油炸的做法,且更不要使用回鍋油。

✚ 師大化學系教授教你正確用油的小技巧

一、不要馬上開大火，要讓油慢慢加溫，且若要油炸食物，切忌溫度超過攝氏190度以上，以免立刻分解出有毒物質。且油炸食物時，油與食物的比例為一比六，以免因為油量過少，容易產生氧化。

二、若要重複使用，一定要等油的溫度變涼之後過濾；而就算重複使用，最好也不要超過2次以上。

✚ 不同器皿所適合的食物烹調

市面上有許多不同的鍋具，號稱具有不同的烹調效果。但正因為這些鍋具的材質特性不同，為了飲食的健康著想，最好能夠在烹調時，選擇最適合的器皿。

表 6-10　各種烹調器皿的優、缺點及保養方法

	優點	缺點	保養
不沾鍋	容易清潔	空鍋高溫加熱、爆炒或使用金屬鍋鏟，將會讓表面所塗的鐵氟龍釋出並吃下肚，有可能危害到身體健康。	用軟質刷布清潔，且力道要輕。
不鏽鋼鍋	可用金屬鍋鏟	不適合熬煮中藥（有可能使中藥失效），以及長時間盛裝酸、鹼性食物及酒。如果是不合格材質所製作的不鏽鋼，有可能含有錳等重金屬，研究顯示，長期累積在體內，可能會引致帕金森氏症。	避免用腐蝕性強的洗潔劑清洗。
鐵鍋	相對安全	如果洗完沒有馬上擦乾，很容易生鏽；此外，也不適合煮中藥，或含有鞣質的綠豆或茶等。	用較軟的刷布輕輕洗，並馬上擦乾及用油保養。
鋁鍋	傳熱均勻及快速	不論遇酸或鹼都會起反應，且研究顯示，長期使用及累積鋁在體內，有導致失智的可能。	避免用腐蝕性強的洗潔劑清洗。
陶瓷鍋	耐酸鹼，且容易清洗	如果表面含有金屬顏料，且放入微波爐內會產生火花及釋放毒素。	第一次使用要用開水煮滾 5 分鐘消毒。
砂鍋	保溫性佳	碰撞下容易破裂	第一次使用可加入水及茶葉煮滾，或是用洗米

（續下頁）

➕ 不同器皿所適合的食物烹調

	優點	缺點	保養
			水浸泡一晚，使砂鍋內部質地軟化。
塑膠器皿	輕巧且用於保存食材或剩菜	PP 材質耐熱攝氏 135 度。 PS 材質不耐熱、不耐酸，且不適合盛放油炸食物。 美耐皿雖耐酸、鹼，但不耐熱（會釋放出致癌物質）。 PVC 保鮮膜在微波加熱時會散發毒素，不能與食物接觸（至少保持 3 公分以上）及密封。	--

資料來源：彙整自網路及《100種健康食物排行榜》，康鑑文化編輯部著，康鑑文化出版。

➕ 各類食物該如何烹調，才能保留最多營養？

　　所有食物在烹煮的過程中，都一定會流失掉內含的營養素。甚至如果在烹調前的清洗過程不當，也會造成營養的流失。為了吃出健康，以下清洗與烹調的方法，有助於保留食物最多的營養素。

表 6-11　各種食材的挑選、清洗與烹調重點

	挑選重點	清洗重點	烹調重點
穀糧類	由於黃麴毒素在攝氏 12 度以下就不會分泌，所以在購買時，最好挑選真空包裝，開封後立即放冰箱冷藏。產地可以優先以工廠較少的嘉南平原或花東地區等，不易有工業重金屬汙染的地區為主。	由於穀糧類的水溶性維生素及礦物質，很容易在水中溶解，所以在清洗時，最好動作要輕、時間要短。	為了讓穀糧類的營養素溶入水中及食用口感佳，可在煮之前先浸泡 30~60 分鐘（水不能倒掉）。

（續下頁）

➕ 各類食物該如何烹調，才能保留最多營養？

	挑選重點	清洗重點	烹調重點
蔬菜菌菇類	盡量購買各種顏色、當季盛產，且不同產地的蔬菜以分散風險，且採買量最好不要超過一星期。 最好選擇外表乾乾的，沒有泡過水的蔬菜菌菇類；青菜買回家先去掉一些有損傷的外葉，以白報紙捲起，頭尾留空不包，放在室內一天之後，再放進冰箱的保鮮室冷藏。	蔬菜類要先洗再切，且洗時最好用流動的水浸泡至少15分鐘。	食用蔬菜時，盡量保留外皮或葉子一起食用，這是因為其豐富的營養素（例如萵苣葉的胡蘿蔔素和鈣的含量比莖部高5.4倍）。 為了避免營養的流失，切完後要立刻烹調，且時間要短、避免大火快炒，這是因為蔬菜中的維生素B、C最怕熱，所以煮的時間越長，損失就越多，且最好採用拌、煮及炒的方式。 如果擔心農藥的存留，可以先用熱水或油汆燙再烹調，且做蔬菜湯時，也要在水開以後再將蔬菜下鍋，盡量減少它在水中煮的時間。 另外值得注意的是：如果蔬菜中含有硝酸鹽，蔬菜透過烹煮加熱後，就會變成「亞硝酸鹽」，當菜放得時間越久，亞硝酸鹽的濃度就會變高，吃下肚後進入胃以後，亞硝酸鹽與胃酸交互作用，就形成的致癌物質「亞硝胺」。所以，最好不要吃隔夜菜。
水果類	不買太大顆、太漂亮或太甜的水果，且一定是當季盛產的水果。	洗時最好用流動的水浸泡至少15分鐘。	--
肉類	選擇有冷藏設備的超市賣場購買，且購買能看得到原形，像是整支雞腿、整塊雞胸或整條里	--	不同的做法對肉類的營養素影響不同，例如在紅燒和清燉時，肉中的維生素和礦物質會溶在湯裡；至於蒸和煮時，則可能使蛋白質水解。所以用

（續下頁）

✚ 各類食物該如何烹調，才能保留最多營養？

	挑選重點	清洗重點	烹調重點
	肌的肉品，以免買到重組肉品。		以上幾種烹調肉類的方式時，最好連湯一起喝掉。此外，熬煮過程中不要加冷水，以免不易燉爛；且由於鹽會使肉中的蛋白質凝固、讓肉質變硬，所以最好在上桌前再加鹽。一般來說，肉類要避免煎炸，煮肉也最好不要超過2小時；另外，含有亞硝酸鹽的加工肉品，最好用蒸煮或微波加熱，比較不易生成致癌的亞硝胺。
海產類	不要選擇位於食物鏈頂端，容易積累海洋重金屬汙染的大型魚，挑選當季盛產的魚類。購物地點要有冰存設備，聞起來無消毒水味，按下去有彈性，且魚眼清透的標的。	海帶不宜浸泡太久，以免讓其表面所附著，對人體有益的甘露醇流失。	為了徹底殺死海鮮裡的寄生蟲，一定要充分加熱再食用；海鮮類最好的烹煮方式是蒸與烤，但為了吸收海鮮裡的鈣質，採用醋溜及煎煮的方式最佳。
豆蛋奶類	只買洗選蛋，挑保存期限仍有一段時間，而且擺放位置能維持較低溫度的區域。不要購買固定的品牌，以分散風險，買回家也要立刻放冰箱冷藏。	--	蛋類及豆類一定要徹底煮熟，一方面可殺死其中的細菌，另一方面也能避免豆製品中的胰蛋白酶抑制物過於活化，影響人體對蛋白質的吸收與消化。牛奶不宜加熱太久，以免味道改變及營養流失，且最好是採取「隔水加熱」的方式；優酪乳則完全不可加熱，以免有益的乳酸菌都被殺光。

資料來源：彙整自網路及《100種健康食物排行榜》，康鑑文化編輯部著，康鑑文化出版；並參考談敦慈的採買及烹調原則。

05 **對皮膚有益的食物**

說到「好膚質」，每一位女性的標準不外乎是「既白又嫩且吹彈可破、紅潤有光澤，以及沒有皺紋或疤痕」，因此，對皮膚好的食物就必須符合以下三大標準與功能：

一、避黑及美白：要讓皮膚白嫩的兩大關鍵，一是「避免曬黑」，另一個則是「有助美白」。而所謂的「避免曬黑」，最重要的就是少吃感光植物。所謂的「感光植物」就是植物內的化學物質，有助於紫外線的吸收。而紫外線正是讓皮膚顏色變黑及長斑的元兇之一。其中，芹菜、香菜、白蘿蔔……等就是會使色素沉著的感光蔬菜。

但與「感光植物」相對的，就是具有「防曬」效果的營養素，也就是一種被稱為「茄紅素」的類胡蘿蔔素。這種功能的由來，是因為植物經常在烈日下行光合作用，體內必須具備某些物質，以便防止紫外線的傷害。

曾有研究指出，常吃番茄大約2個月後，陽光造成的紅腫變得較輕微；另一個德國的研究也指出，陽光造成的傷害可被類胡蘿蔔素（例如 β 型胡蘿蔔素及茄紅素）給阻斷。如果把類胡蘿蔔素加上維生素E（例如炒青菜時，使用富含維生素E的植物油），則會產生更好的抗曬作用。

水果中，許多紅色的水果如西瓜、番茄、石榴、櫻桃、李子……等，都含有豐富的茄紅素，而其他「深色的蔬果」，一般也都含有豐富的類胡蘿蔔素。吃下這些蔬果，就好為自己披上一件抗紫外線的外衣一樣。

還有，富含大量維生素C的水果、蔬菜，像是櫻桃、檸檬、奇異果、草莓、芭樂、鳳梨及柑橘類水果，以及高麗菜、青椒、花椰菜、地瓜、番茄、糙米、燕麥、黃豆芽、豌豆……等，都是可以提升體內抗曬能力的「美膚聖品」。

這是因為維生素C可以抑制皮膚「酪胺酸酶」的活性，而酪胺酸酶又是形成黑色素的重要觸媒。所以，用維生素C來防止酪胺酸酶的活性被催化、

減少黑色素的形成，就能夠達到「褪斑美白」的效果。

　　過去相關的研究顯示，維生素C或E使抗曬能力增加10%左右。曾有一項老鼠的研究發現，維生素C可減少60%因強烈紫外線照射所造成的皮膚傷害，這是因為皮膚脂肪受到維生素C的保護，而降低脂肪變質的風險。至於維生素E，則可防止細胞膜上磷脂質所含有的不飽和脂肪酸，被氧化成為斑點。因此，也同時具有褪斑、美白的效果。

　　二、避免皺紋：由於皺紋的產生是皮膚缺乏水分、表面脂肪減少、彈性下降的結果。所以，想要讓皮膚富含彈性、沒有皺紋，就要遵守以下的飲食或營養素的攝取重點：

　　1.少吃酸多吃鹼：日常生活中所吃的魚、肉、蛋、穀物……等，都是酸性食物。一旦大量酸性食物進入體內，會使體液及血液中的乳酸、尿酸含量增高。而當有機酸不能及時排出體外時，就會侵蝕較為敏感的表皮細胞，使皮膚失去細膩和彈性。因此，為了中和體內酸性成分，平常飲食就應該以鹼性食物，像是蘋果、梨、柑桔和蔬菜……等為主。

　　2.抗衰老：特別是富含維生素E的食物，像是高麗菜、葵花籽油、菜籽油、核桃、松子、玉米、花生、芝麻等果仁，就是利用「破壞自由基的化學活性」的原理來抑制皮膚衰老。

　　除了維生素E之外，某些可以幫助傷口復原，或是血管新生的營養素，也同樣有「抗衰老」的功效。例如一項研究指出，鳳梨萃取之酵素可使小鼠之燙傷加速復原；至於葡萄所含的多酚類，可促進小鼠背部傷口痊癒，這可能與促進傷口血管新生有關；另一項研究則指出，栗子皮萃取物使得小鼠皮膚細胞彼此聯結較為緊密，而使皮膚較有彈性而改善皺紋。

　　3.光滑細緻：維生素A與B2，是想讓皮膚光滑細潤所不可缺少的物質。當人體缺乏維生素A時，皮膚會變得乾燥、粗糙，並且產生細屑；假設缺乏維生素B2時，則會出現口角發白、口脣皮膚裂開、脫屑及色素沉着。

　　富含維生素A的食物有：動物肝臟、魚肝油、牛奶、奶油、雞蛋，以及橘紅（黃）色的蔬菜和水果；富含維生素B2的食物則有：動物的肝、腎、

心，以及雞蛋、牛奶⋯⋯等。

4.補充膠原蛋白：想要皮膚充滿彈性、細胞變得豐滿，最重要的就是「多吃富含膠原蛋白和彈性蛋白的食物」，例如豬蹄、動物筋腱和豬皮⋯⋯等，就是富含膠原蛋白的最佳食物。

5.保濕：想要讓膚質更好，除了相關的營養素（均衡的營養使人體有充足蛋白質、礦物質、維生素使皮膚健康）之外，水分的攝取也占了舉足輕重的地位。因為當皮膚富含水分時，才不會出現皺紋。食物中，有許多水分含量超高的「補水」、「保水」及「保濕」蔬果（特別是生菜、黃瓜、芹菜、哈蜜瓜⋯⋯等），最能發揮其中的功效。

但除此之外，攝取足夠水分不但有助腸道的健康，更能提供排除毒素所需的汗水來源。喝水對皮膚是非常重要的，如果水質不好，或者水分不充足，皮膚都別想好。喝水還是一種排毒的有效方式，皮膚少了毒素自然看上去很健康。因此，建議每天均量喝入6至8杯水。

6.抗發炎：事實上，發炎也是讓皮膚出現皺紋及下垂的一大重要原因，因此，透過抗炎與增強皮膚抗損傷能力的食物，像是藍莓、綠花椰菜、西洋菜、含有大量維生素B群及E的全穀類等，就有助於達到「抗皺」的功效。又例如具有超強類胡蘿蔔素抗氧化劑的蝦青素，具有非常強效的抗發炎特性，因此可以提高皮膚的彈性，減少皮膚表面的細紋。

7.控油：許多礦物質具有調節血液酸鹼度的功能，能產生防止皮膚過多分泌油脂的功效，當然也有助於膚質的平衡與改善。

三、給皮膚好氣色（看起來紅潤）：想讓皮膚維持光澤與紅潤的狀態，主要就是「提供皮膚充足的血液」。簡單來說，就是「補血」兩個字。補血就等於要補充鐵，必須多吃富含鐵質的食物，像是動物肝臟、蛋黃、海帶、紫菜⋯⋯等。

值得一提的是：要對皮膚有所助益，除了多吃以上可以防曬、美白、補血（鐵）、讓皮膚光滑、細緻、無皺紋等功能的食物外，由於腸道對皮膚的健康非常重要，甚至可以說皮膚就是腸道的一面鏡子。如果能夠多多

攝取促進消化、改善皮膚與腸道健康活性酵素的蔬果，或是從糙米和各種完整穀類的食品中攝取纖維，讓排便更加順暢，也能讓皮膚變得更加乾淨及有光澤。

06 對身材有益的食物

說到瘦身，最有效的方法不外乎是運動（多多消耗能量）以及少吃（減少能量累積）兩大方法。所以簡單來說，能對保持好身材有益的食物，必須具備以下的標準與功能：

一、低熱量、但營養豐富：營養師都知道，想要達到瘦身的效果，就一定要選擇營養高、熱量低的高營養密度食物。如此一來，當事人根本不用額外節食，就能輕鬆達到效果。

舉例來說，熱量低，但蛋白質含量高的地瓜；含水分較多，熱量較少、不易形成皮下脂肪堆積的豆芽菜，以及富含容易消化吸收的蛋白質、鈣、磷、鎂、鋅以及其他多種維生素，能夠快速補充身體所需能量和營養，而不帶來任何消化負擔的優酪乳；甚至，消化所需要的熱量比本身所帶來的熱量還要多的芹菜……等，都是符合以上標準的蔬菜。

二、高纖，可以擺脫饑餓感或產生飽腹感：食物纖維素熱量為零且體積大，非常容易使人產生飽腹感，進一步減少熱量的攝取，不用擔心過多的熱量堆積在體內形成脂肪，提高瘦身的效果。

日常飲食中含纖維的食物主要來自瓜菜類、水果類、穀類、豆類和果仁類的食物，至於肉類及其他動物性食物，則全都不含纖維素。高纖食物的前五名分別是蒟蒻、葡萄柚、香菇、蘑菇與黃瓜。

三、加速新陳代謝與脂肪燃燒，或是減少脂肪的攝入：別懷疑，只要吃對食物，也能夠燃燒脂肪並遠離肥胖。這是因為某些食物具有提高體內

新陳代謝、快速燃燒脂肪的功能，自然就有助於保持窈窕的身材。例如高麗菜、豆類……等，就具有這樣的功能。

首先，蛋白質、維生素B群（促進新陳代謝、分解體內脂肪）、辣椒素和海藻類（其中的碘，可以使甲狀腺功能正常，鈣、鎂、鉀可以平衡身體的水分代謝，減少減肥時期水分滯留的情形）、兒茶素（促進體內新陳代謝）、紅麴（有效的降低血中總膽固醇及低密度脂蛋白膽固醇（LDL）、三酸甘油酯，並提升高密度脂蛋白膽固醇（HDL））……等食物，可以把討厭的脂肪分解成小分子之後，再把它燃燒及消耗掉。

例如玫瑰，可以降低血液中的膽固醇，利尿並促進新陳代謝；另外有研究證明，可解毒、利尿、去浮腫的洛神花，能夠促進膽汁的分泌，進一步分解體內多餘脂肪。

再以辣椒為例，辣椒素進入體內之後，會刺激交感神經系統裡的副腎皮質，分泌腎上腺素之類的荷爾蒙，能夠加速體內的能量代謝、促進脂肪的消耗。此外，辣椒素能刺激唾液和胃液的分泌，增進食慾及腸道蠕動以利消化。正因為能促進脂肪的新陳代謝、防止體內脂肪積存，辣椒素才有利於降脂減肥。

其次，有的食物不見得能燃燒脂肪，但卻可以透過「阻斷脂肪」，也就是從最開始食物要轉變成脂肪的階段，就先阻斷它的形成。如此一來，就不用擔心體內積累過多的脂肪。

這類的食物有甲殼素（阻斷油脂在消化道被吸收）、鉻元素（富含於啤酒酵母中的元素，具有抑制澱粉轉化為脂肪及加強血糖利用，促進脂肪代謝的功效。啤酒酵母能補充人體豐富的營養，維持腸內有益菌的平衡，同時也有助於便秘的舒緩）、氨基酸（是蛋白質的組成成分，它參與了人體重要的代謝工程，可抑制飽和中樞神經，促進脂肪的代謝及燃燒）。

相關的食物像是黃瓜所含的丙醇二酸，可以抑制碳水化合物轉換為脂肪；紅茶幫助人體分解一些攝入的過多油脂，起到刮油的功效；橘子內含

的酵素能有效抑制製造脂肪的細胞。

四、清腸、消宿便：如果腸道不通又經常便秘，不但容易出現影響身材線條的難看小腹，更不可能擁有姣好的膚質。而富含維生素C、纖維素及乳酸菌……等的食物，都具有這樣的功效。

舉例來說，黃瓜不僅熱量很低，其所富含的果膠與纖維素，都能夠幫助降低膽固醇，促進腸道廢物的排泄、預防便秘；含有大量膠質和岩藻多醣的海帶，可以增進腸道蠕動、促進排便；富含膳食纖維、能修復胃黏膜的高麗菜，具有潤腸通便、減體脂的功效；有助消化、去脹氣的蘿蔔，也能促進腸道蠕動、通大便。

再像是芹菜豐富的纖維素，還可以幫助排出體內的油脂和垃圾，既清腸，又能瘦身；而對便秘有良好治療效果的蘋果，不但能緩解便秘，且在減肥期間，其中所含有的特殊物質會使體內的毒素順暢排出，能夠達到迅速減輕體重、改善體質的作用。

五、去水腫：事實上，肥胖的類型有很多種，有些人就是屬於一種「水腫型」的肥胖。這類型的表現主要是四肢沉重，腹部經常有飽脹感，而且手腳總是腫腫的，尤其是大腿、臀部和腹部這幾個地方。

遇到這種類型的肥胖，光是降低熱量或燃燒脂肪是不夠的，只有透過「消水利濕」的方法，幫助身體排出多餘水分才行。除了泡熱水澡、擁有作息正常而優質的睡眠及運動，以提高身體的新陳代謝與血液循環外，也可以補充一些食物與營養素（例如鹼性物質），加速水分的排出。

舉例來說，南瓜含鉀尤多，且鉀鈉比例、鈣鎂比例非常合理，可以平衡體液鹽濃度，排水消除水腫；而芹菜則可以幫助降低血壓和利尿消腫，尤其適合體內濕氣較大，水腫型肥胖女性。

六、排出油脂：市面上合法的減肥藥有羅氏鮮與諾美婷，其中的羅氏鮮是針對所攝取的油脂處理，讓腸道無法分解油脂，不能吸收的油脂會隨著糞便排出體外。但凡是化學合成的藥物，就會有一定的副作用。所以，借助天然的食物來「排油」，才是最好的方法。

其中，由於纖維素在腸內會吸引脂肪而隨之排出體外，有助於減少脂肪的堆積。相關的食物像是富含纖維素的海帶，能夠在清宿便的同時，又可順便帶走體內的油脂和毒素；具有「腸胃清道夫」之稱的冬瓜，則具有利尿的作用，有助於清除消化系統的油脂。

07 對頭髮有益的食物

儘管頭髮髮質，有很大的原因是與「遺傳」有關，但飲食與頭髮健康也關係密切。一般來說，對頭髮好的食物，必須符合以下標準或功能：

一、增進髮質強韌：只要髮質健康，就比較不容易出現掉髮或斷髮的問題。由於缺乏鐵、鋅和生物素等營養素，會使頭髮脆弱易斷。所以，想要改善落髮問題，可以多食用含硫胺基酸的食物，像是雞蛋、牛奶、酵母、豆類，或玉米、香菇、木耳……等食物。

二、促進頭髮生長：也就是維持上皮組織的正常功能和結構的完善，促進頭髮的生長。首先，維生素A就具有舉足輕重的地位。而含維生素A豐富的食物有胡蘿蔔、菠菜、萵苣葉、杏仁、核仁、芒果等瓜果蔬菜，其次為動物肝臟、魚蝦類，以及蛋類。

其次，促進血液循環，以及抗氧化、保護毛髮及毛囊細胞的維生素E與B6，則有預防白髮和促進頭髮生長的作用。這些營養素主要存在於核桃仁、橄欖油、玉米、麥芽、豌豆、芝麻、葵花子、豆類、酵母……等食品中。富含維生素B6、E較多的食物有豆類、酵母、蜂蜜、蛋類……等。

再者，美國有研究顯示，一旦Omega-3脂肪酸缺乏，將導致頭皮乾燥，頭髮看起來會暗淡無光澤。而富含Omega-3脂肪酸的食物，除了魚類（特別是鮭魚）外，也同樣富含在亞麻子中。

三、調整體內酸鹼值：有些掉髮的原因，是因體內酸鹼值過酸的結

果。所以，多攝取一些鹼性的蔬菜、水果，例如菠菜、花椰菜、柳丁、檸檬……等，將有益於頭髮的生長。

四、增進頭皮健康：提高頭皮的新陳代謝，就能促進頭皮的健康，而這部分必須仰賴維生素B。維生素B類營養素普遍存在於新鮮蔬果及全穀類食物中，像是麥片、花生、豆類、菠菜、番茄、香菇、扁豆、沙丁魚及乳製品中。

事實上，頭皮健康是頭髮光澤的必須條件，而維生素A可以促進頭皮健康生長。其中，胡蘿蔔是維生素A的良好來源，另外也普遍存在於深綠色蔬菜中。而含量最多的首先是菠菜。菠菜是維生素A及C的最佳來源，這兩種維生素是集體合成脂肪的必需成分，可以說是天然的護髮素。

五、提高潤澤及光亮度：碘、鈣、硫、鋅、鐵、鈉、鎂、鉀、鈷、磷、甘露醇和維生素B1、B2、C……等多種物質，都對頭髮的生長、潤澤、烏黑、光亮具有特殊的功效。

以含碘極為豐富的海帶為例，它是體內合成甲狀腺素的主要原料。而頭髮的光澤就是由於體內甲狀腺素發揮作用所形成的。其次，「頭髮質素」和所含有的角質成分，則要從含硫的蛋白質中吸取，而蛋白質又是使頭髮產生光澤的重要物質；再者，強有力的抗氧化劑——鋅，不但具有「護髮」的作用，也還能增添頭髮的光澤與彈性。

六、將白髮由白轉黑：中醫的觀點認為，毛髮的生長與氣血變化有關。而從「髮為血之餘，血盛則髮潤，血虧則髮枯」、「肝藏血」、「腎其華在髮」等角度來看，頭髮的生長、脫落、潤澤或枯槁的原因，一是肝腎足不足，二是氣血是否虛弱。但其中最關鍵的，則是「腎氣」是否充足。

中醫認為腎對毛髮的生理作用，主要有三種形式。其一是「腎精化生血液，營養毛髮」，其次是「腎精化生元氣，激發促使毛髮生長」，第三是「腎精通過督脈和經氣作用而充養毛髮」。

簡單來說，一旦人體的腎精充足，頭髮就能發育正常，且會濃密、光

亮及柔潤；相反的，則會出現稀少、枯萎、沒有光澤的現象。因此，想要「美髮」或「生髮」，最主要的方法就是「補腎」。

由於中醫認為「黑色入腎」，所以，只要多吃些黑色食物如黑芝麻、黑豆、海帶，就能達到「養腎」的功效。這一點，似乎與營養學的觀點——「礦物質攝入不足將會影響頭髮髮色」不謀而合。這是因為鐵、鋅、銅、鈣等微量元素是人體組織細胞，以及皮膚毛髮中黑色素代謝的基本物質，缺乏這些物質會引起頭髮過早變白。

08 對牙齒、骨骼有益的食物

擁有一口讓笑容更加迷人的潔白牙齒，幾乎是每一位愛美女性的夢想。但很少人會知道，有些食物在增加人體營養的同時，也有助於牙齒的健康與美麗。例如有些天然食物的成分，可以對抗造成蛀牙的口腔細菌、強化牙齒的琺瑯質，並能消除惱人的「壞口氣」，讓人能在開懷大笑時更具自信心。總的來說，能對牙齒有益的食物，必須具備以下的功能：

一、去除口中異味：具有特殊芳香的食物，例如薄荷、香菜、茶葉等植物，不但具有「提神醒腦」的效果，也同樣能夠減少讓旁人一聞就退避三舍的「壞口氣」。

二、消除口中細菌：食物中具有這樣功能的物質或營養素，首推存在於許多茶類裡的兒茶素（Catechins）。它不但可以清除引起口臭的細菌，也能同時減少在口腔中，造成蛀牙的變形鏈球菌。

其次則是氟，它可以和牙齒中的磷灰石結合，具有抗酸及防蛀牙的效果；而硫化合物（最具代表性的食物是洋蔥）也有強有力的抗菌成分，能殺死包括造成蛀牙的變形鏈球菌。

另一個抑菌的營養素，是香菇裡的重要物質——香菇多醣體（lentinan），

研究發現它可以抑制口中的細菌製造牙菌斑。

再來是「異硫氰酸鹽」（Isothiocyanates）。這種常見於十字花科食物（例如青花椰菜、白花椰菜、白菜……等，甚至芥末裡也會出現）的成分，可以抑制形成蛀牙的變形鏈球菌繁殖。

有時候，平衡口內環境的酸鹼值，也能達到預防蛀牙的效果。例如曾有英國的研究指出，乳酪裡所含的磷酸鹽，可以平衡口中的酸鹼值，避免口腔處於有利細菌活動的酸性環境，進一步造成蛀牙。

當然，除了特殊的營養素與成分之外，由於人體有最天然的殺菌劑，因此，靠著喝水的刺激，或是用力咀嚼粗纖維食物，也能藉由刺激唾液分泌，中和口腔酸鹼度，進一步達到天然抗菌與防蛀牙的效果。

特別是不含酸、不含糖，也不含色素的水，不但能使口腔保持濕潤、刺激唾液分泌，又可沖走口腔內的食物殘渣與細菌，能夠同時達到「減少蛀牙及牙周病」，以及「減少壞口氣」的目的。

三、保護牙齦健康：其中，維生素C是維護牙齦健康的重要營養素。研究顯示，缺乏維生素C時，會導致牙齦中膠原纖維分解，嚴重缺乏則會讓牙齦變得脆弱而不健康，進一步出現牙齦腫脹、出血，甚至是牙齒鬆動或脫落等症狀。

有些食物雖然不見得含有保護牙齦健康的成分，但卻能發揮間接的功效。舉例來說，在吃粗纖維食物（例如芹菜、胡蘿蔔……等）時，像小毛刷一樣的粗纖維，既可以按摩牙齦，也能擦掉牙齒上的一些食物殘渣。

四、強化琺瑯質：食物中的鈣與磷（最常存在於乳酪、牛奶與各種堅果類，像是腰果，花生，杏仁，核桃……等），有助於強化及重建牙齒的琺瑯質（因為兩者是組成琺瑯質的重要成分），可以讓牙齒更為堅固。

另外在骨骼方面，要想建立強健的骨骼，相關食物必須具備以下的功能：

一、補充鈣質：這裡面，鈣和維生素D是最重要的兩大關鍵營養素。其中，鈣質可以促進人的骨骼與牙齒的發育，至於維生素D，則可以促進鈣

的吸收和骨骼生長，讓骨頭變得更為強硬。

當鈣攝入不足時，骨骼中的鈣質就會釋出到血液中，以維持血鈣的濃度，進一步導致骨質密度越來越低，嚴重時將引發骨折等危險。而富含鈣質與維生素D的食物有：肝臟、蛋黃、魚肝油、鮪魚、鯡魚、沙丁魚、小魚乾、牛奶、乳製品、經過日曬的香菇……等。

二、減少鈣質流失：儘管鈣質對於骨骼的健康非常重要，但並非決定骨骼健康的全部。其中，維生素K就可以抑制骨骼鈣質流失，具有預防骨質疏鬆的功效。哈佛大學的研究顯示，如果女性維生素K攝取量越低，骨質疏鬆及骨折的風險就越高。食物中富含維生素K的有：綠茶、菠菜、綠花椰菜、小黃瓜、高麗菜和花椰菜……等。一般來說，蔬菜葉片的綠色越深，維生素K的含量就越高。

此外，維生素C（主要存在於柑橘類水果中）也有助於降低鈣質的流失；至於維生素B12、葉酸、B6及核黃素，則是代謝氨基酸中巰基丁氨酸（Hcy）的必需品。有研究顯示，維生素B12的攝取不足，會導致Hcy的升高，Hcy不但被認為與罹患心臟病風險及與老年人認知低下有關，且還會因為骨質流失較多，而增加發生骨折的風險。

三、提高人體的鈣質吸收：最能促進腸道鈣吸收的營養素，就屬維生素D。不僅如此，維生素D也可以減少腎臟排泄出鈣。儘管人體90%的維生素D，都要靠陽光中的紫外線照射，並經過自身的皮膚合成；但仍有10%的比重是透過食物來攝取，像是蘑菇、海產、動物肝臟和瘦肉……等。

四、讓骨骼強軔：首先，由於骨骼中有22%的成分都是蛋白質（主要是膠原蛋白），人的骨骼也是要靠蛋白質，才能有韌性、硬而不脆，並經得起外力的衝擊。富含蛋白質的食物有牛奶、蛋類、核桃、魚肉等。

其次，維生素B12是唯一含有礦物質磷的維生素，對維持骨骼硬度起著重要作用。而且，它能清除血液中的高半胱氨酸，保護骨骼，防止因為高半胱氨酸過多導致的骨質疏鬆。動物肝臟、貝類、瘦牛肉、全麥麵包和低脂奶製品，都是富含維生素B12的食品。

再者，人體中約有60%~65%的鎂，是存在於骨骼之中。鎂一旦缺乏，會讓骨頭變脆，更易斷裂。紫菜、全麥食品、杏仁、花生和菠菜等都富含鎂。

五、促進骨骼的生長與代謝：鉀的主要作用是維持酸鹼平衡，並參與能量代謝及維持神經肌肉的功能正常，是骨骼的生長和代謝所不可或缺的。含鉀最多的食物以香蕉、柳橙、李子⋯⋯等水果為主。

 配合四季食用的優質食譜

中國人很早就有「春天食芽、夏天食葉、秋天食莖、冬天食根」的養生原則，就是為了順應一年四季當令所盛產的食物，所以，下表列出四季最適合的蔬菜、水果、穀類及海鮮、肉類。

表 6-12　最當令，且具代表性的四季優質飲食

四季	飲食重點	蔬菜	水果	海鮮	肉類	穀物
春天	養肝補血	茭白筍、高麗菜、韭菜、蔥、菠菜、蓮藕、香椿、薺薺、芹菜、花椰菜	桑椹、蓮霧	白鯧	豬肉	芝麻
夏天	養心清熱	杏鮑菇、茄子、空心菜、竹筍、冬瓜、絲瓜、毛豆、苦瓜、蘆筍、龍鬚菜	西瓜、椰子	小卷	雞肉	綠豆
秋天	養肺潤燥	白木耳、山藥、芋頭、南瓜、金針、菱角、百合、秋葵、紅鳳菜、玉米	梨子、柚子	螃蟹	牛肉	黑米
冬天	養腎防寒	皇帝豆、馬鈴薯、大頭菜、牛蒡、芥菜、茼蒿、番茄、大白菜、白蘿蔔、青江菜	草莓、橘子	花枝	羊肉	松子

說明：寒涼性的食物在烹煮時，可加上薑或酒以改變寒性。

百香南瓜

材　　料　百香果醬10公克／南瓜半顆
調味料　百香果醬10公克
作　　法　南瓜切片後加入百香果醬拌勻，冷藏第二天即可食用。

涼拌苦瓜

材　　料　苦瓜半顆
調味料　素高湯5公克／橄欖油少許
作　　法　苦瓜燙過、拌涼後加入調味料拌勻。

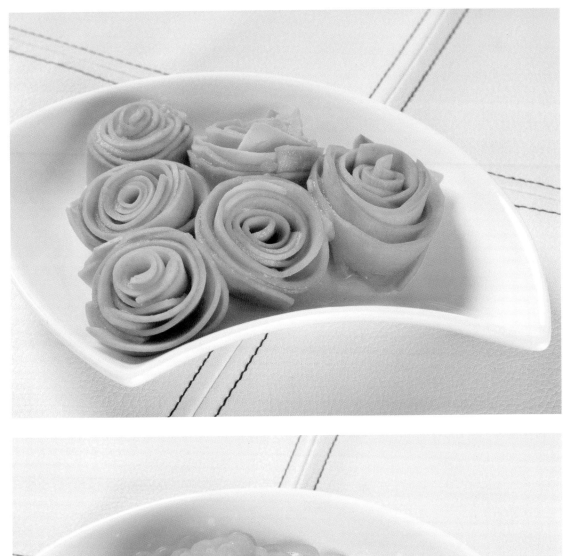
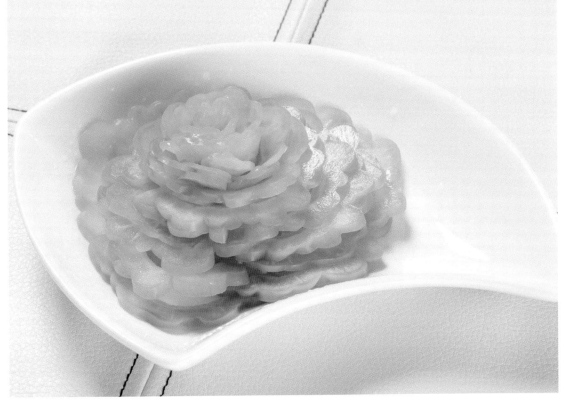

涼拌川耳

材　　料　川耳半碗／薑絲少許
調味料　醬油5公克／糖3公克／香油少許
作　　法　川耳泡水去蒂、洗淨，鍋中放入薑絲、調味料後再放入川
　　　　　耳，小火拌炒5分鐘即可。

醃漬番茄

材　　料　小番茄300公克
調味料　烏梅醬半碗／白醋少許／糖少許
作　　法　❶ 番茄燙過，去皮備用。
　　　　　❷ 調味料煮過放涼，將番茄放進去醃8小時即可。

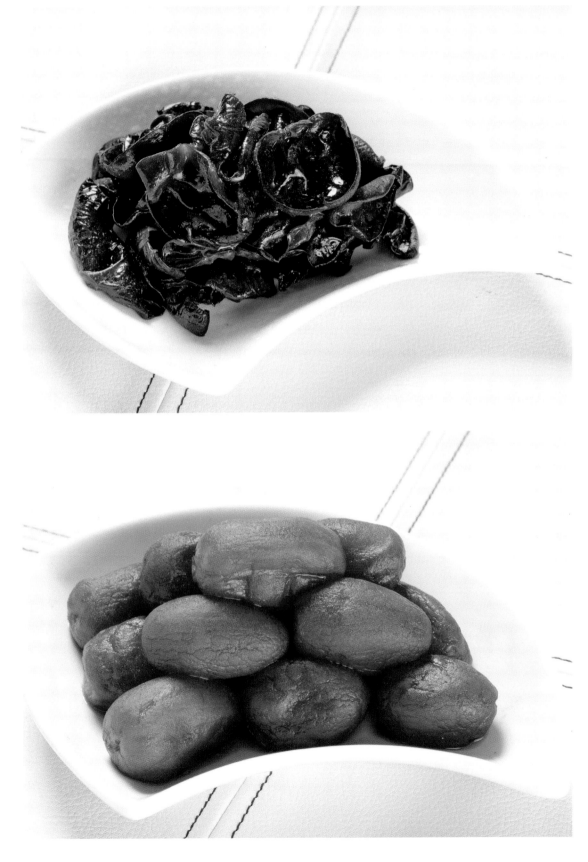

和風海葡萄

材　　料　海葡萄15公克／鳳梨200公克／烤熟松子少許
調味料　和風水果醋150C.C.
作　　法　❶ 海葡萄先用奈米水清洗，淡化備用。
　　　　　❷ 鳳梨切長條加入水果醋，再放入海葡萄，灑上松子即可。

芥末小黃瓜

材　　料　小黃瓜1公斤／熟黑白芝麻少許
調味料　海鹽 20公克／白砂糖100公克／芥末粉 30公克
作　　法　❶ 小黃瓜洗淨，切寸段加入海鹽稍醃出水。
　　　　　❷ 醃出的浸水倒掉一半，加入糖及芥末粉拌均勻，醃製約
　　　　　　 兩天即可食用。
　　　　　❸ 灑少許黑白芝麻。

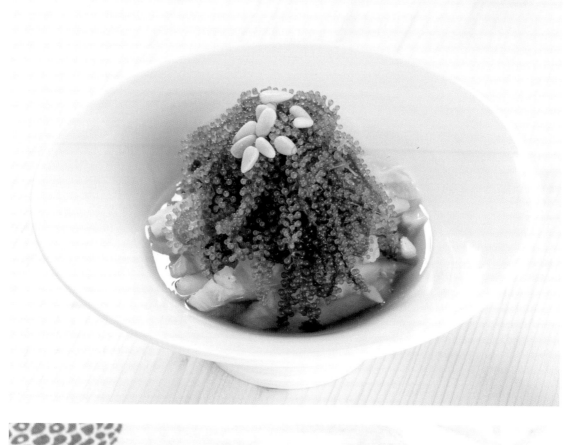

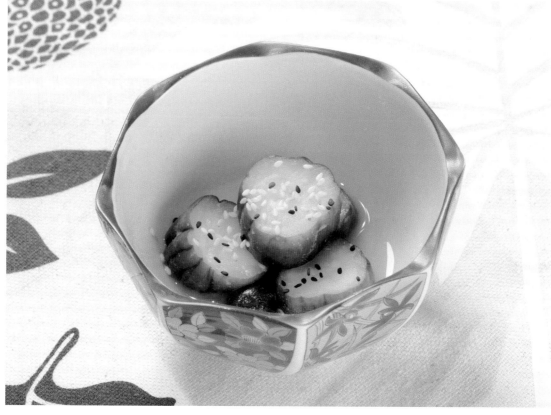

優格水果沙拉

材　　料　哈密瓜50公克／鳳梨25公克／蘋果25公克／草莓1個／藍莓
　　　　　6顆／松子5公克
調味料　優格1個／酸奶2匙
作　　法　❶ 哈密瓜、鳳梨、蘋果各切小塊，草莓切片。
　　　　　❷ 將三種水果加入優格、酸奶一起拌勻，放入盤中，擺上
　　　　　　草莓、藍莓做裝飾，灑松子即可。

白靈菇捲美白菇

材　　料　白靈菇2片／蒟蒻2條／美白菇3條／青苦瓜2片
調味料　甜辣醬5公克／醬油3公克／沙茶醬少許
作　　法　❶ 將白靈菇捲蒟蒻，再加甜辣醬、醬油、沙茶醬調味。
　　　　　❷ 美白菇取前段汆燙，青苦瓜切對半汆燙，再加以組合。

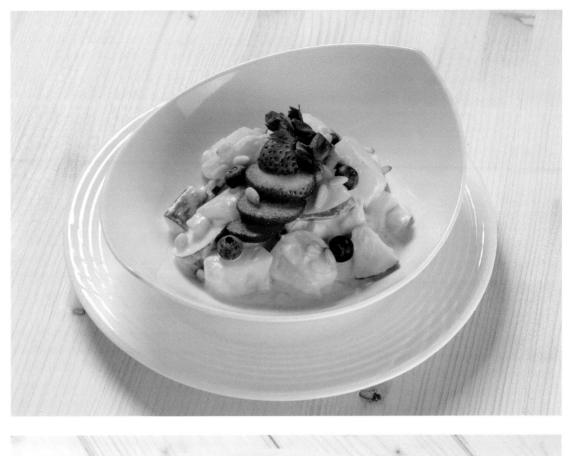

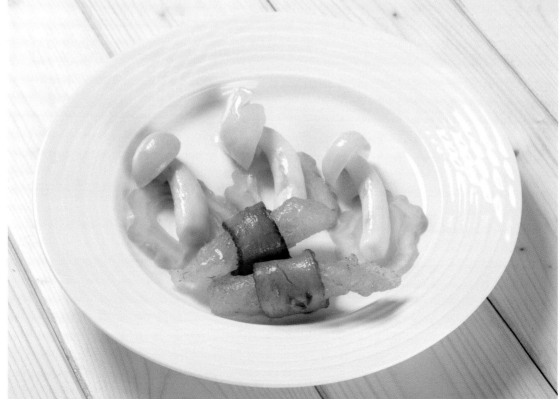

時蔬小豆腦

材　　料　豆腐腦1粒／香菇1朵／百香果1粒／皇宮菜1支
調味料　素蠔油3公克／糖2公克
作　　法　香菇、百香果、素蠔油、糖稍煮，豆腐腦蒸熟備用，皇宮菜
　　　　　汆燙，百香果切半，再將其組合。

洋菇燴娃娃菜

材　　料　洋菇4朵／南瓜8分之1小片／娃娃菜1支
調味料　辣椒醬2公克／糖2公克
作　　法　南瓜切花蒸熟，洋菇加辣椒醬、糖拌炒，娃娃菜加鹽汆燙，
　　　　　再將這些材料組合。

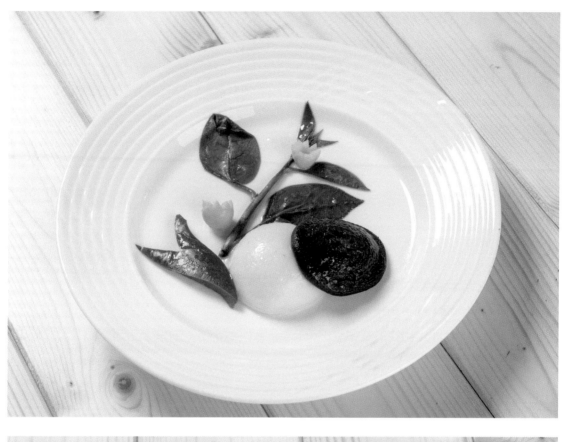

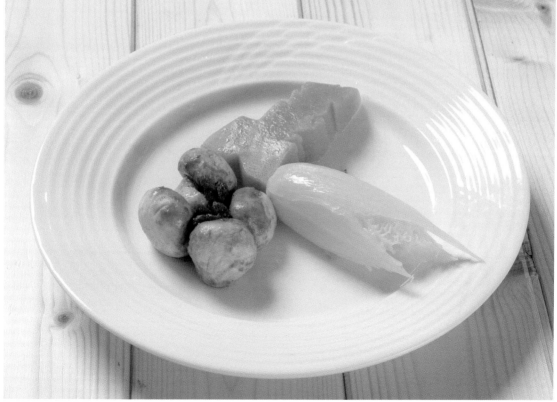

猴頭菇拼竹筍

材　　料　猴頭菇2兩／綠竹筍1支／青金針3支／紅椒1片
調味料　素蠔油／糖／水／沙茶醬各少許
作　　法　綠竹筍取中段切花汆燙，青金針、紅椒片、猴頭菇加素蠔油、糖、水、沙茶醬少許拌燒。

梅桃無花果

材　　料　日曬無花果1顆／烤熟核桃仁少許／莫札瑞拉（Mozzarella）起司1小塊／水蜜桃1小塊／小豆苗1支
調味料　特調梅醬味噌少許
作　　法　把無花果去蒂頭，剖開裝入少許核桃仁，加入起司、水蜜桃，淋上梅醬味噌並用小豆苗裝飾即可。

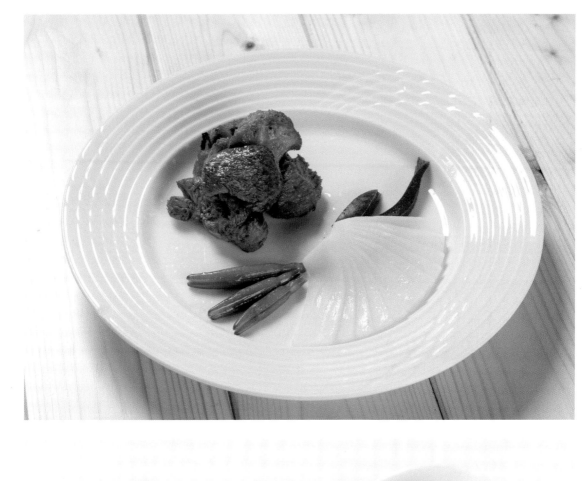

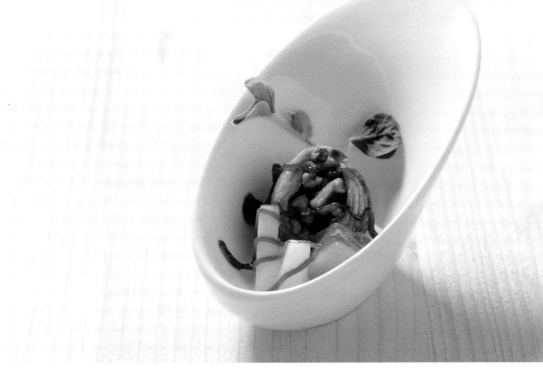

義式蔬菜凍

材　料　草莓1顆／藍莓3顆／小黃瓜3片／義大利麵3支／紅黃椒 100
　　　　公克／毛豆仁30公克／義大利白豆20公克／小蘆筍20公克
調味料　水400公克／果凍粉10公克／奶油100公克／鹽8公克／糖10
　　　　公克／檸檬汁15公克／蘭姆酒5公克
作　法　❶ 水150公克、奶油100公克、果凍粉5公克、鹽4公克全
　　　　　部混在一起拌勻，煮熟後倒入模子放冷備用。
　　　　❷ 水250公克、檸檬汁15公克、蘭姆酒5公克、鹽4公克、
　　　　　糖10公克、果凍粉5公克全部混在一起拌勻，加入紅黃
　　　　　椒、毛豆仁、義大利白豆、小蘆筍，煮熟後倒入模子放
　　　　　冷備用。
　　　　❸ 將做好成品切塊擺放盤上，草莓切片，旁放藍莓，義大
　　　　　利麵插入小黃瓜做底腳裝飾。

義式陳醋蘆薈

材　料　蘆薈一片5公克／日本山藥一片3公克／番茄一片3公克／小
　　　　蘆筍1支切斜／草莓1個切片／藍莓3顆／蘋果一片 2公克
調味料　陳年醋10C.C.
作　法　盤底放陳醋汁，一片蘆薈、一片番茄、一片蘋果、一片山藥
　　　　往上疊，最後放草莓、小蘆筍和藍莓。

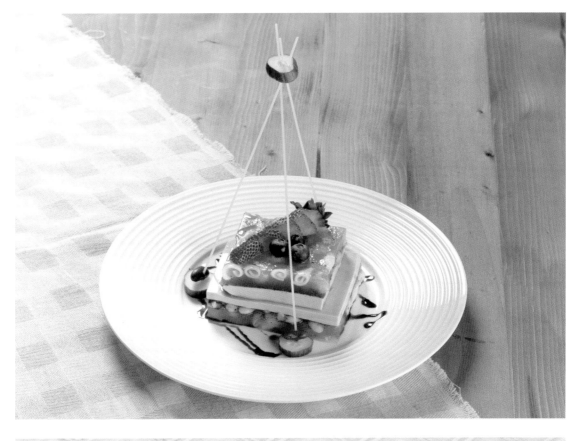

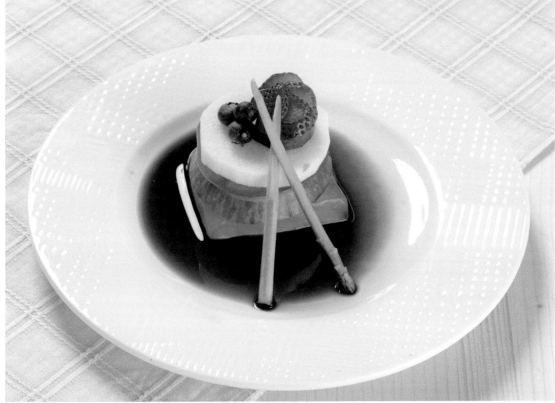

義式番茄盅

材　　料　牛番茄1個／蘋果切丁10公克／哈密瓜切丁10公克／香蕉切
　　　　　丁10公克／薄荷葉1朵

調味料　優格1茶匙／酸奶1茶匙／柳橙汁10C.C.／沙拉醬1茶匙

作　　法　牛番茄燙水去皮挖空，三種切好水果丁加入優格、酸奶、
　　　　　沙拉醬一起拌勻，加入番茄裡面，盤中放柳橙汁，上面放
　　　　　做好的番茄盅再插入薄荷葉做裝飾即可。

香菇笠果燒

材　　料　香菇2朵／日本山芋150公克／荸薺 2粒／杏仁片10公克

調味料　海鹽少許／素照燒醬少許

作　　法　❶ 山芋與荸薺蒸熟，搗成泥狀加少許海鹽備用。

　　　　　❷ 香菇清洗去蒂頭，刻花，填入山芋泥及杏仁片。

　　　　　❸ 香菇烤熟，抹少許素照燒醬即可。

　　　　　❹ 松葉做裝飾。

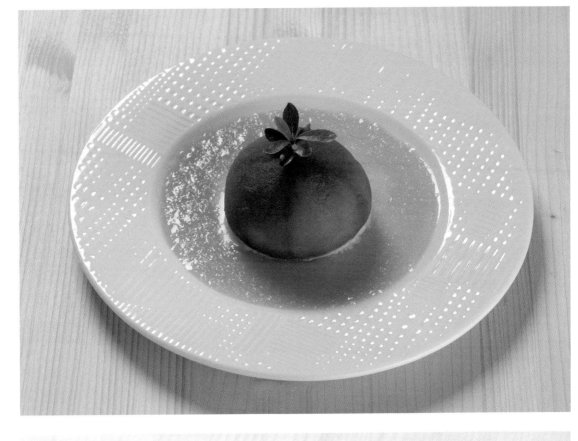

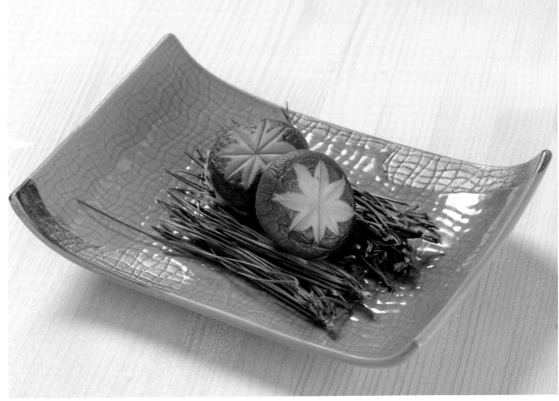

時蔬冬瓜盅

材　　料　珊瑚菇2朵／鴻喜菇半朵／紅蘿蔔1塊／香菇1朵／冬瓜1大
　　　　　塊／豌豆苗1棵
調味料　海鹽／素高湯／醬油各少許
作　　法　❶ 冬瓜用圓形器作圈形備用。
　　　　　❷ 把綜合材料組合，蒸10～15分鐘後淋上調味芡汁即可。

三鮮靈菇煲

材　　料　白靈菇1大朵／銀芽10公克／金針筍3支／辣椒1條／青花椰
　　　　　1小朵／鳳眼果3顆
調味料　素蠔油／糖／醬油各少許
作　　法　白靈菇用刀刻劃如鮑魚形狀，加入調味料和食材等煨煮入味。

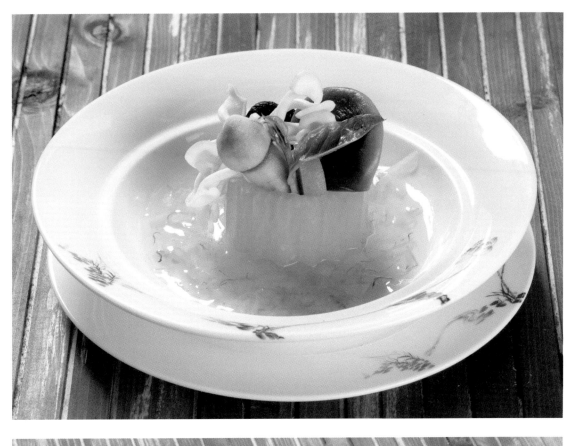

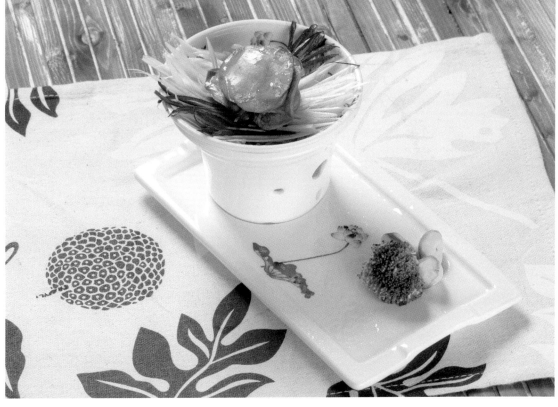

青蘆筍燜榆茸

材　　料　榆茸20公克／蘆筍3支／銀杏3粒／素蟹黃5公克／翡翠苗5
　　　　　公克
調味料　素蠔油／糖／醬油各少許
作　　法　❶ 蘆筍汆燙泡冰水備用。
　　　　　❷ 榆茸泡水清洗乾淨，加入調味料、銀杏同煮入味。
　　　　　❸ 蘆筍切寸段與銀杏、榆茸、素蟹黃、翡翠苗等組合盤飾
　　　　　　即可。

黃茸巴西蘑菇湯

材　　料　黃茸3朵／巴西蘑菇5支／腰果10公克／枸杞少許
調味料　素高湯／鹽各少許
作　　法　把材料加入調味料少許和水，用小火熬煮約一小時即可。

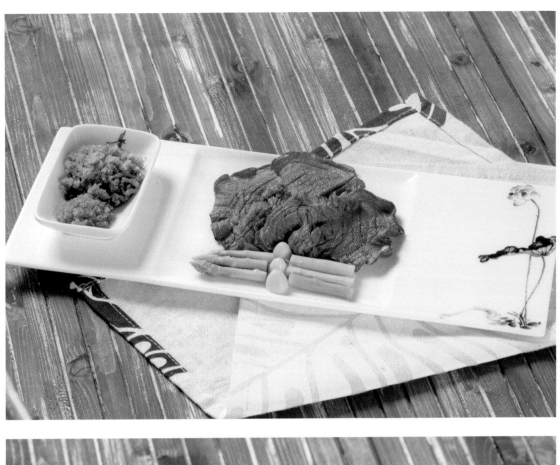

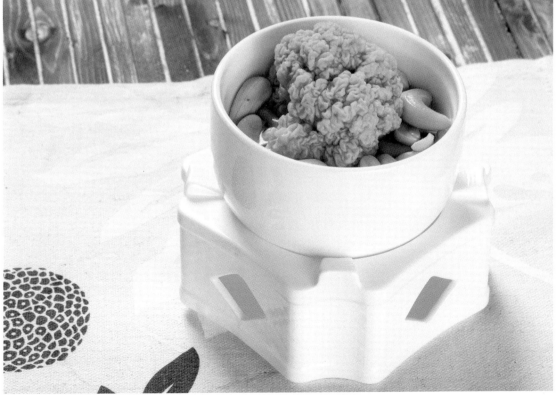

鹽燒茭白筍

材　料　茭白筍2支／日本丹波黑豆5粒／小梅1粒
調味料　海鹽少許
作　法　當季茭白筍清洗後，稍去皮，用刀切斜井格紋，灑上少許海
　　　　鹽以小火烤約10～15分鐘熟透即可，最後用丹波黑豆、小
　　　　梅裝飾。

薑黃山芋煮物

材　料　日本山芋200公克／毛豆仁10公克／紅腰豆5克／烤熟黑芝麻
　　　　少許／烤熟松子少許
調味料　薑黃粉5公克／玉味噌10公克／味醂2小匙／海鹽少許
作　法　❶ 山芋去皮洗淨，用波浪刀切長條狀。
　　　　❷ 山芋加少許水，加入調味料煮八分熟，再加入毛豆仁與
　　　　　 紅腰豆拌炒。
　　　　❸ 起鍋灑上黑芝麻、松子即可。

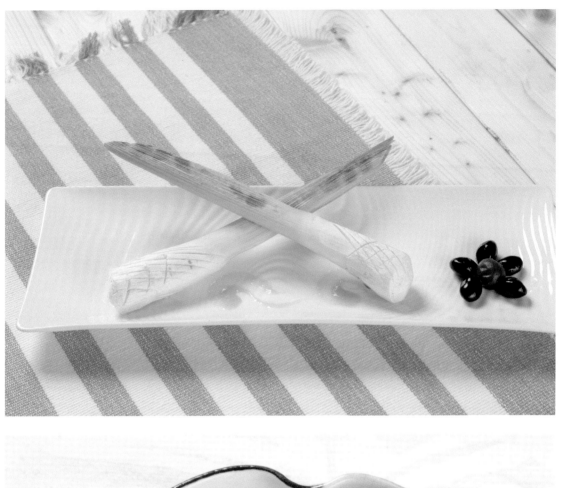

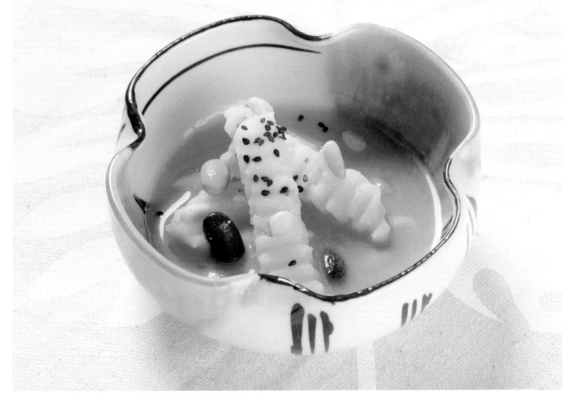

人蔘蓮子盅

材　　料　猴頭菇1大朵／新鮮蓮子10粒／山藥3塊／人蔘鬚2～3條／
　　　　　枸杞少許／天麻3片
調味料　素高湯／鹽各少許
作　　法　把材料及調味料加水，放入器皿內用大火蒸煮約30分鐘即可。

西芹拼杏鮑菇

材　　料　杏鮑菇3朵／西芹2支／素蟹黃少許
調味料　醬油／海鹽／糖各少許
作　　法　❶ 西芹切片花，汆燙泡冰水備用。
　　　　　❷ 杏鮑菇切塊，加片花及調味料同煮，再把所有材料組合
　　　　　　 盤飾即可。

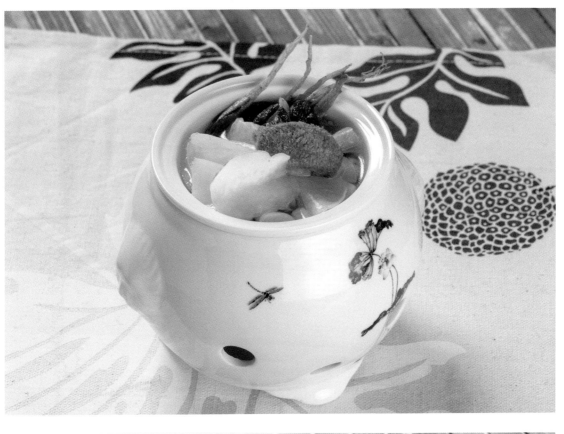

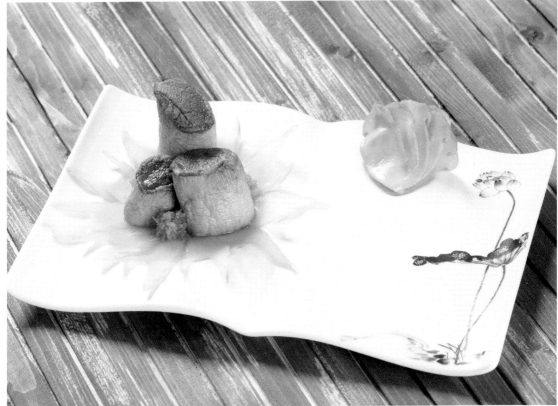

椰香里芋

材　　料　六角里芋4粒／椰肉4小片／三彩芹絲1小撮
調味料　椰奶50C.C.／鮮奶油100C.C.／海鹽少許／味醂2小匙
作　　法　❶ 先把西芹、紅黃甜椒切細絲備用。
　　　　　❷ 六角里芋、椰肉加水煮熟再加入調味料同煮入味即可，
　　　　　　 最後用三彩芹絲點綴。

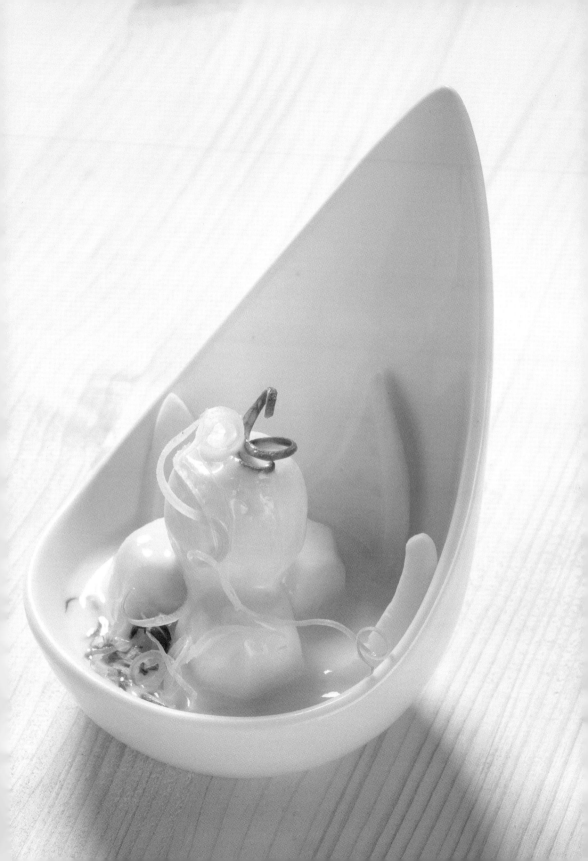

青豆堅果濃湯

材　　料　毛豆仁20公克／綜合堅果10公克
調味料　鮮奶油5C.C.／素高湯150C.C.／飲用水50C.C.／香菇粉少許
作　　法　❶ 毛豆仁煮熟加飲用水打成汁。
　　　　　❷ 高湯加 ❶ 一起煮沸，起鍋時加鮮奶油調味，湯上面灑堅
　　　　　　 果即可。

法式南瓜湯

材　　料　煮熟南瓜60公克
調味料　素高湯少許／特調白醬汁少許／香菇粉少許／鮮奶油20C.C.／
　　　　　飲用水50C.C.
作　　法　熟南瓜加飲用水用果汁機打過，用慢火煮，煮好時加入鮮奶
　　　　　油調味即可。

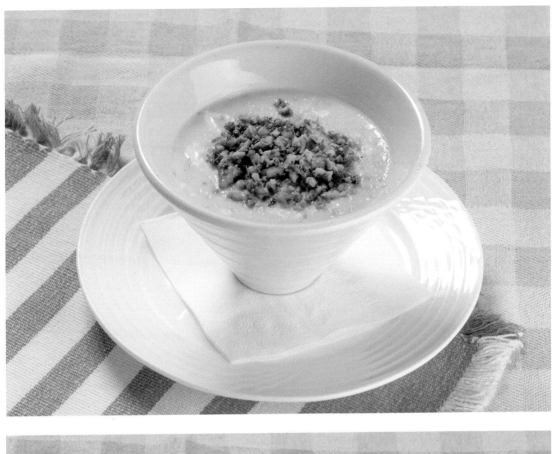

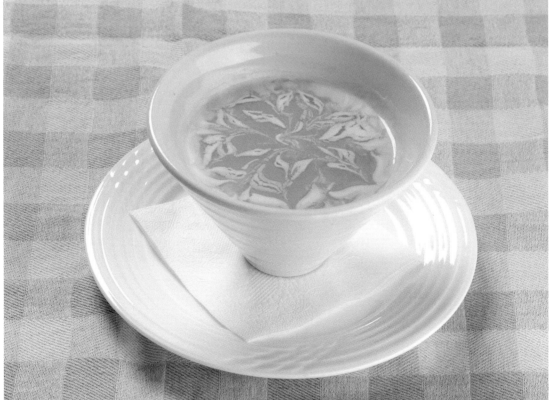

巴西蘑菇濃湯

材　料　新鮮蘑菇20公克／泡水乾香菇10公克／飲用水50C.C.／乾燥
　　　　巴西利適量
調味料　素高湯少許／鮮奶油20C.C.／特調白醬汁少許
作　法　鮮蘑菇洗淨加入香菇，用果汁機打碎，加飲用水、調味料、
　　　　鮮奶油小火慢煮，放入湯碗中，灑上巴西利碎。

義式番茄清湯

材　料　高麗菜25公克／紅蘿蔔15公克／蘑菇15公克／西芹10公克
　　　　／義大利香料1小匙／番茄2顆／番茄醬10C.C／番茄碎20公
　　　　克／飲用水60C.C.／月桂葉2片／橄欖油 5C.C.
調味料　素高湯／香菇粉／糖各少許
作　法　❶ 高麗菜、紅蘿蔔、蘑菇、西芹、番茄各切小丁塊。
　　　　❷ 橄欖油熱鍋，加以上述菜炒熟，再加飲用水、調味料、
　　　　　番茄醬、番茄碎、義大利香料、月桂葉煮滾即能食用。

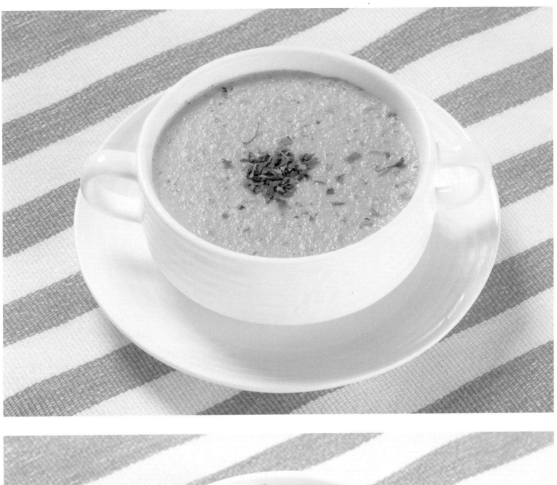

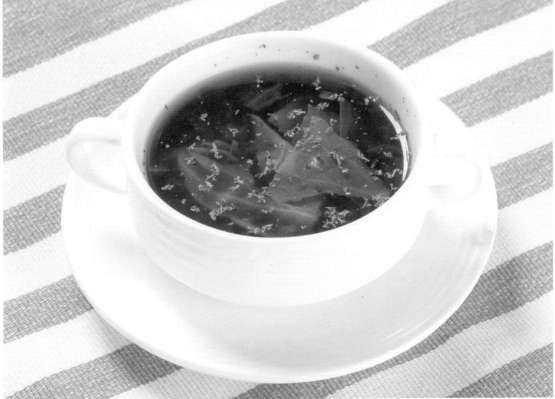

厚片比薩

材　料　❶ 高筋麵粉500公克／橄欖油25公克／酵母粉4公克／溫開水280C.C.／全蛋100公克 ❷ 番茄碎20公克／九層塔2公克 ❸ 各種菇類、青椒、紅番茄片適量

調味料　素高湯少許／番茄醬10公克／義式香料2公克／鹽5公克／起司絲100公克

作　法　❶ 酵母加溫開水拌勻備用，高筋麵粉過篩，中間挖洞，加入溫水、全蛋、鹽，一起拌勻加橄欖油揉至發酵狀。發酵30分鐘後即可擀壓。

　　　　❷ 將番茄碎和九層塔混合調味用小火慢煮15分鐘做底，抹比薩皮上。

　　　　❸ 菇類、青椒、紅番茄片灑放於比薩皮上，灑上起司絲進烤箱烤約7分鐘，上火180˚C，下火230˚C。（因各人而異）

義式松露燉飯

材　料　義式野米飯30公克／泰國香米飯30公克／紅椒丁5公克／黃椒丁5公克／小蘆筍2公克／綜合菇10公克／小蘆筍1支裝飾用／義大利麵2支／堅果3公克／飲用水20C.C.

調味料　素高湯少許／鮮奶油20C.C.／松露醬5公克／松露油少許／帕瑪森乳酪10公克

作　法　❶ 煮好的野米、香米加入飲用水與所有食材、鮮奶油、調味料，最後加帕瑪森乳酪和松露油。

　　　　❷ 義大利麵二支用炸折型做裝飾，插於燉飯上，加小蘆筍和堅果即可。

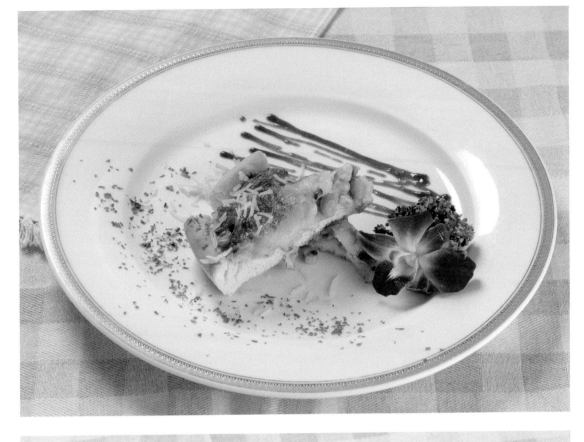

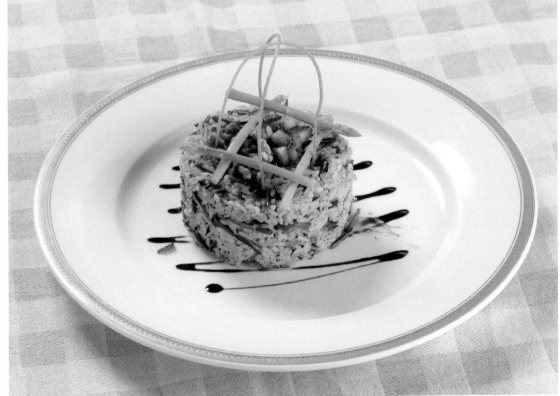

涼拌義式野米飯

材　　料　野米100公克／松子5公克／紫紅高麗1葉／美生菜1葉
調味料　素高湯少許／松露油2C.C.
作　　法　❶ 野米煮熟加調味料、松露油即可。
　　　　　❷ 兩種菜葉做底，中間放義式野米加調味料和松露油。

奶油辣椒麵

材　　料　義大利麵（煮好的）180公克／粗粒辣椒碎1茶匙／小蘆筍
　　　　　25公克／綜合菇料50公克／橄欖油1茶匙／飲用水20C.C.／
　　　　　香菜2公克
調味料　素高湯1茶匙／鮮奶油20C.C.／香菇粉適量／義式綜合香料2
　　　　　茶匙（白胡椒粉少許、小茴香少許、匈牙利胡椒粉少許）
作　　法　❶ 橄欖油熱鍋，加綜合菇料、小蘆筍拌炒。
　　　　　❷ 將炒半熟的菇料加入飲用水、鮮奶油、特調香料、辣椒
　　　　　碎、素高湯，用小火慢煮吸汁，起鍋時加入香菜拌勻即
　　　　　可。

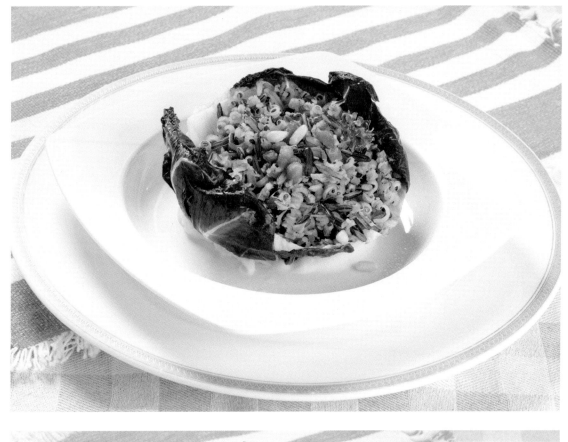

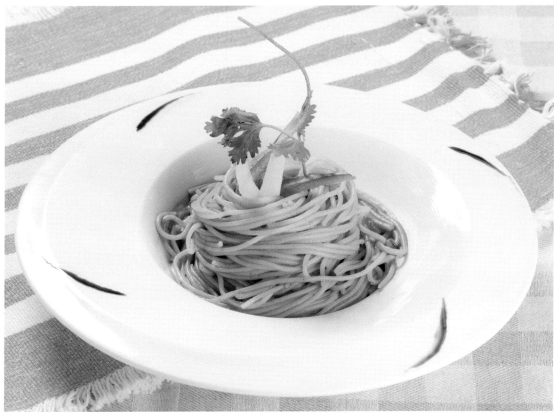

稻香漢唐點

馬蹄糕

材　　料　生馬蹄3斤／馬蹄粉1斤8兩／水15斤／容器1個

調味料　吉士粉1包／白砂糖2斤4兩

作　　法　❶ 生馬蹄切顆粒備用。

　　　　　❷ 馬蹄粉加吉士粉加2斤的水，拌勻之後加白砂糖攪勻備用。

　　　　　❸ 取一鍋子將剩下的水加熱，倒入生馬蹄煮滾熄火。

　　　　　❹ 將作法 ❶ 倒入 ❸ 中拌勻，倒入備好的盤子內鋪平。放入蒸籠內蒸大約10分鐘即可拿出放涼。

　　　　　❺ 切開即可食用，沾粉炸也可（脆酥粉調水）。

黑糯米（黑珍珠）

材　　料　長糯米2斤／黑糯米1斤／糖（二砂）5兩

調味料　糖（二砂）5兩

作　　法　❶ 長糯米與黑糯米分開泡約5小時。

　　　　　❷ 長糯米濾水乾蒸1小時，黑糯米帶點水用鍋蒸1小時（水不能太多）。

　　　　　❸ 兩者一起拌勻，使黑色跟白色米拌勻再下去蒸。請用有洞的容器下去蒸大約半小時。

　　　　　❹ 拿起來拌勻即可做成各式形狀。

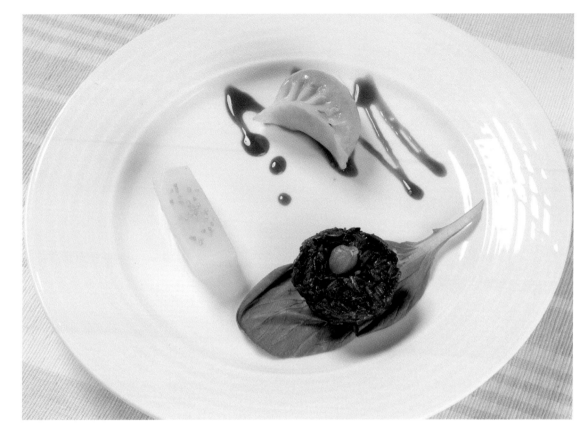

蒸餃

材　　料　中筋麵粉少許／熱水適量／青菜餡少許

調味料　鹽、味素、糖、胡椒粉、油各少許

作　　法　**麵皮作法**　❶ 麵粉加熱水，拌成軟硬適中即可。

　　　　　　　　　　　❷ 分割擀平，包成形狀。

　　　　　　　　　　　❸ 蒸大約5～6分鐘。

　　　　　　餡作法　❶ 青江菜5斤、小白菜4斤燙過，洗淨切細脫水，
　　　　　　　　　　　　備用。

　　　　　　　　　　　❷ 豆乾、黑木耳、筍、香菇（濕）切小粒，下鍋
　　　　　　　　　　　　炒香，待涼備用。

　　　　　　　　　　　❸ 青菜跟豆乾料加調味料拌勻。

養生蒸道糧

甜菜根米糕

材　料　長糯米1斤／甜菜根小顆3分之1個

調味料　糖（二砂）2兩／沙拉油少許

作　法　❶ 長糯米泡水約5～6小時。

　　　　❷ 濾水，用有洞的容器蒸1小時。

　　　　❸ 甜菜根蒸熟之後，用果汁機打成泥備用。

　　　　❹ 長糯米蒸好拌糖，加甜菜根泥拌勻之後再加少許油。

　　　　❺ 壓成方塊，冷藏後切塊，即可食用。

水晶餃（翡翠）

請見養生蔬菜餃製作法。

南瓜豆沙包

材　料　糯米粉2000公克／南瓜1500公克／澄粉400公克／白油50公克

調味料　糖1000公克／豆沙少許（買現成）

作　法　❶ 南瓜去皮切片，蒸熟備用。

　　　　❷ 澄粉加熱水，拌成熟麵糰。

　　　　❸ 糯米粉拌南瓜，要熱熱拌，加糖再拌澄麵糰，最後加白油，即成。

　　　　❹ 皮包豆沙成形。

　　　　❺ 蒸3～5分鐘即可。（不能蒸太久）

蘿蔔絲餅

材　料　❶ 皮材料　中筋麵粉220公克／水115公克／沙拉油40公克

　　　　❷ 酥材料　低筋麵粉250公克／沙拉油70公克／白油55公克

　　　　❸ 餡材料　白蘿蔔／香菇少許／芹菜珠少許／沙拉油

　　　　❹ 生白芝麻、黑芝麻少許

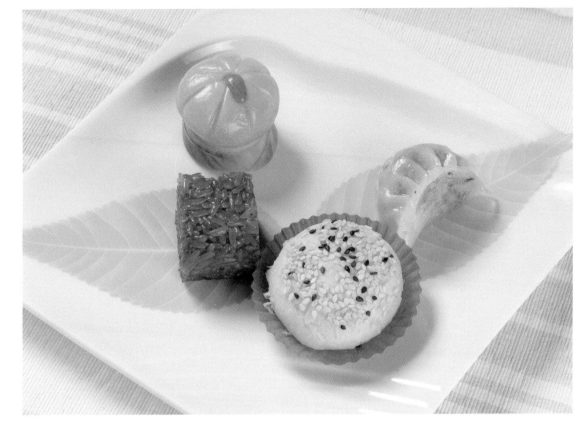

調味料　鹽半兩／糖少許／胡椒粉少許／黑胡椒粒少許／香油少許

作　法　❶ 白蘿蔔去皮切絲（短短的），用鹽巴抓一抓，放置約一
　　　　　　小時，隔一段時間要拌一拌白蘿蔔絲（三次左右），並
　　　　　　脫水備用。

　　　　❷ 香菇炒香備用，與白蘿蔔絲混合一起，加入適量調味
　　　　　　料。最後，加入白油、芹菜珠，餡即完成。

　　　　❸ 材料 ❶ 混和拌勻，備用；材料 ❷ 混和拌勻，備用。

　　　　❹ 皮分割15公克（大約25個），包酥15公克。

　　　　❺ 包好擀平，捲起，鬆軟後擀平捲起備用。

　　　　❻ 擀成圓形，包餡（15公克）即成。

　　　　❼ 圓形上方抹水，沾點白芝麻。

　　　　❽ 烤箱上下溫度各180˚C烤至金黃色。

養生蔬菜餃

燒賣

材　　料　小黃皮少許（約10張）／燒賣餡少許／紅蘿蔔汁少許／低筋麵粉少許

調味料　鹽半兩～1斤／糖2兩／胡椒粉少許

作　　法　**燒賣餡：**馬鈴薯5斤（削皮，蒸熟，壓成泥狀備用）／玉米罐3罐／素豆雞3斤（切顆粒）／麵粉1斤（烤熟）／澄粉3兩／玉米粉6兩／香菇3朵（切顆粒）／紅蘿蔔1條（切顆粒）／掛薯1粒（切顆粒）全部一起拌勻。

❶ 包成形狀，大火蒸5～6分鐘。

❷ 中間紅點用紅蘿蔔汁加麵粉，點成小紅點。※包好時，要蒸熟後才可以冰起來。

水晶餃（翡翠）

材　　料　❶ 水晶粉1份100公克 ❷ 澄麵2份20公克 ❸ 熱水少許 ❹ 青江菜餡少許 ❺ 熟白芝麻少許

調味料　鹽、糖、胡椒粉、香油各少許。

作　　法　❶ 材料❶加❷混合，加滾水拌勻，軟度適合就好。

❷ 分割，擀平，包餡製成形狀即可。

❸ 蒸大約5分鐘，水要滾才算。

青菜餡作法 ❶ 青江菜燙過，泡冷水洗乾淨，備用。將青江菜切細狀，脫水備用。

❷ 冬粉泡溫水，放冷後切細備用，濾過水。

❸ 豆乾、木耳、香菇、薑末爆香備用。

❹ 青江菜、冬粉、薑香料加調味料，適量為止，拌勻最好加熟芝麻、香油。

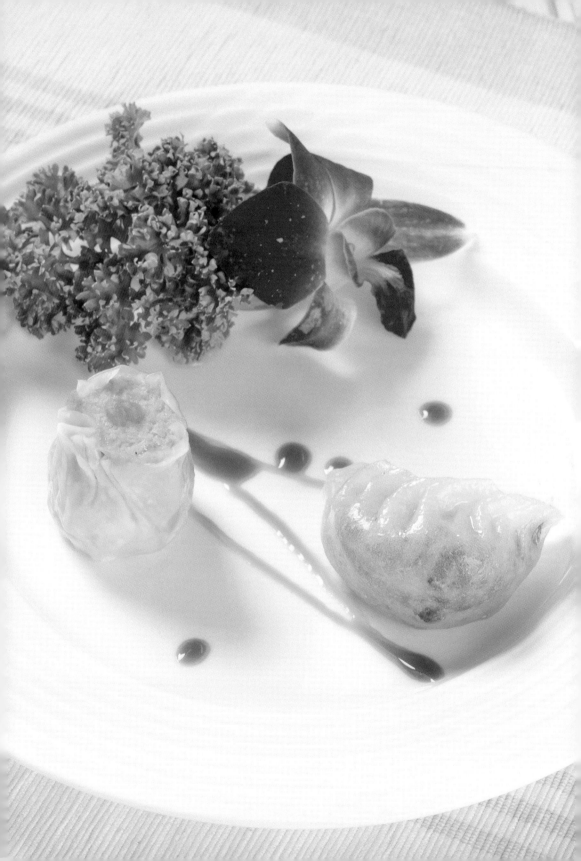

荷香蒸品糧

桂圓糯米糕

材　料　長糯米1斤

調味料　米酒少許／桂圓2兩／二砂糖1～2兩／沙拉油少許

作　法　① 長糯米泡水5～6小時。

② 濾水下去蒸1小時(有洞的容器蒸)。

③ 桂圓加少許米酒一起蒸。

④ 蒸好的糯米放入盤中加少許米酒拌勻，之後再蒸1分鐘，拿出來拌，加糖和桂圓肉，拌勻之後加沙拉油，即完成。

五穀小粽

材　料　五穀米1斤／竹葉小張大約10張／圓糯米大約3兩／白棉繩1條

調味料　鹽2公克／香菇精粉少許

作　法　① 五穀米加圓糯米洗淨泡水5小時以上。

② 泡水之後加調味料一起煮熟。

③ 用葉子包成粽子形狀。

④ 用水煮法煮，滾大約5分鐘左右。或用蒸的也可以。

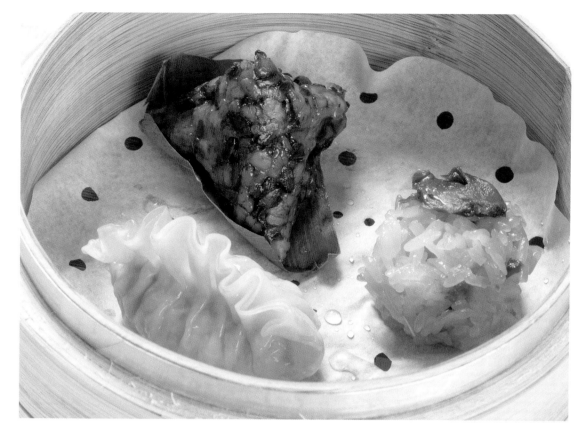

魚翅餃

材　　料　小白皮50張（市場購買）／薏仁1斤／鱈魚漿1斤／玉米粉5兩／芹菜珠少許

調味料　胡椒粉1小匙／鹽少許／糖1小匙

作　　法　❶ 薏仁煮熟備用，濾過水。

❷ 鱈魚漿加玉米粉、調味料拌勻之後，加薏仁、芹菜珠，餡即完成。

❸ 用皮包餡成魚翅狀，即完成。

❹ 入蒸籠，蒸大約6分鐘，使其熟透。

燴紅酒梨

材　　料　小洋梨1粒
調味料　紅酒50C.C.／水150C.C.／糖35公克／肉桂棒35公克
作　　法　所有材料煮沸，關小火煮10分鐘關火即可。

蒙布朗

材　　料　塔皮1個
調味料　杏仁餡15公克／鮮奶油少許／栗子餡30公克
作　　法　❶ 塔皮捏成型，放置冰箱鬆弛20分鐘取出，擠入杏仁餡烘焙約30分鐘，烤箱溫度180℃。
　　　　　❷ 冷卻後擠上鮮奶油與栗子餡成型。

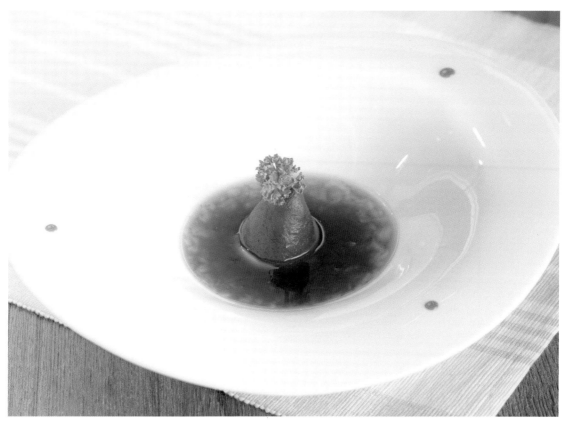

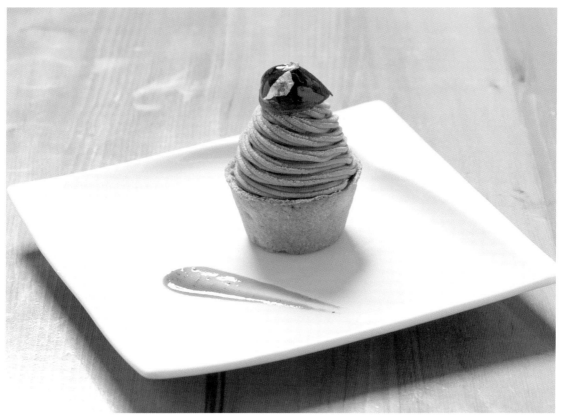

蘋果派

材　　料　塔皮8吋1個／酥菠蘿50公克／新鮮青蘋果2顆切片

調味料　杏仁餡200公克

作　　法　❶ 塔皮捏成型（8吋塔模），置冷藏鬆弛20分鐘。
　　　　　❷ 取出擠入杏仁餡，鋪上蘋果片後再灑上酥菠蘿，入爐烘
　　　　　　烤約40分鐘即可（烤箱溫度約180˚C）。

水果寒天凍

材　　料　新鮮水果切丁適量

調味料　水200公克／糖10公克／寒天果凍粉2公克

作　　法　所有材料混合煮沸過濾，倒入容器即可。

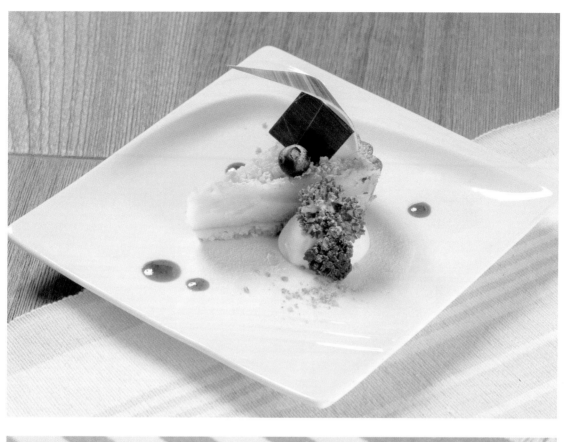
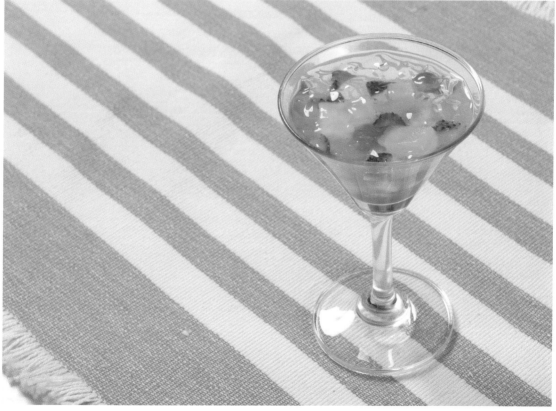

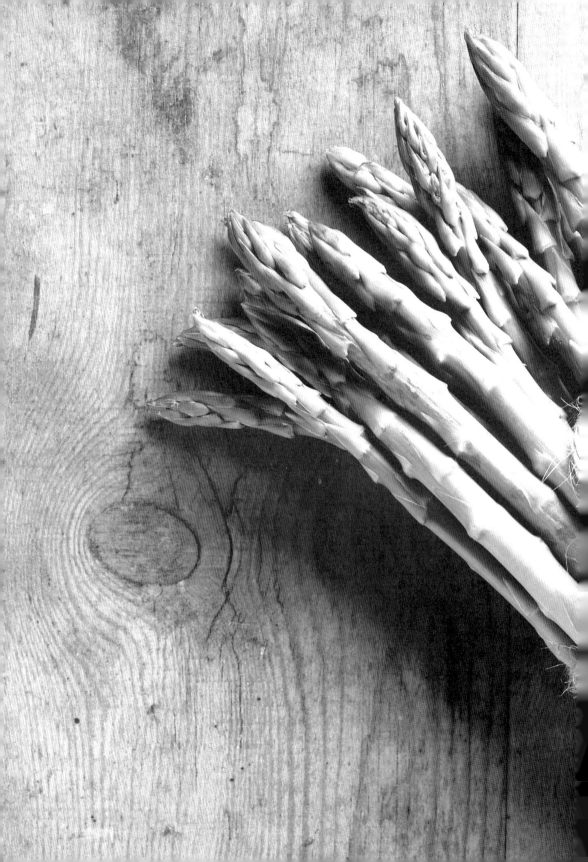

G

對症下藥，事半功倍

　　民以食為天，藥補不如食補，從一般生活飲食改善飲食習慣，養成適度運動習慣，改善其身體體質狀況。現代人一方面都有健康的問題，一方還要面對各種食安的挑戰。所以現代飲食養生之道被越來越多人重視並選為人生必修課程之一。

　　妍綠生技中醫師方承義表示，古法有云：「陰陽之氣，五行之道源至春夏養氣、秋冬補氣！」所以如何在日常飲食中獲得養氣與補氣，首先要先了解自己的體質才能正確補充體內所需。白話一點來說就是對症下藥。從中醫角度上，體質可分類為以下7大類：

01 溫和體質

　　神氣自若、氣色紅潤、舌苔淡紅、脈象平緩，此乃健康長壽之相。是9型體質中唯一健康的類型。中醫認為此類人先天基礎較好，身體功能運作順暢，情緒穩定。但仍要保持良好生活習慣，勞逸結合，作息規律，堅持鍛鍊。平和體質者不必刻意進補，做到飲食均衡，在食物品種和數量方面合理搭配，就能滿足身體的需求。

02 陽虛體質

　　體內有如火爐般燥熱，身體比較容易怕冷、精神不振、小便清澈、四肢冰冷。

　　飲食養生：忌食生冷，多吃溫熱

　　起居養生：注意保暖，多動少熬

　　藥物養生：平和補陽，防止燥熱

四季養生：夏勿貪涼，冬宜溫補

經絡養生：神闕、氣海、關元、中極

忌食物品：鴨血、鴨蛋、阿膠、牛奶、酸奶、螃蟹、田螺、螺螄、蚌肉、蜆肉、柿子、柿餅、柚子、柑、無花果、西瓜、青苦瓜、地瓜、菜瓜、生藕。

宜食物品：黃牛肉、羊肉、牛鞭、海參、海藻、淡菜、胡桃肉、桂圓、鵪鶉、鰻魚、蝦、韭菜、桂皮、茴香等，可經常交替選服。

03 陰虛體質

精神異常旺盛、皮膚乾燥易缺水、心煩神亂。

肝陰虛：眼睛乾澀、生暗斑、手腳易麻木

心陰虛：心悸、心慌、焦慮不安

脾陰虛：喜冷飲厭熱、手足心燒熱感

肺陰虛：咳嗽有痰、難咳、咳出帶血絲

腎陰虛：腰膝酸軟，記憶力減退

常「情緒壓抑」者最陰虛，鬱結生火

忌食物品：胡椒、肉桂、羊肉、鍋巴、炒花生、炒黃豆、炒瓜子、爆米花、荔枝、龍眼肉、佛手柑、楊梅、大蒜、韭菜、芥菜、辣椒等。

宜食物品：甲魚、燕窩、百合、鴨肉、黑魚、海蜇、藕、金針菇、枸杞頭、荸薺、生梨等，可經常交替選服。

04　氣虛體質

面色臘黃、音低懶言、四肢常有無力感、容易疲勞、舌淡有齒痕。

中醫認為「氣」宛如家電的「電源」一樣，一旦沒有電，所有的電器只是「硬體」的擺設而已；同樣，一旦沒有氣，人體就是一副「空皮囊」。所以「氣」是人體的電源、動力、氧氣、能量，是生命的動力，是血液生成的氣化養分，是帶動血液循環的活力；近年來，許多西醫已經把中醫的氣，等同於西醫「免疫力」的認定。

忌食物品：山楂、佛手柑、檳榔、大蒜、苤藍、蘿蔔纓、芫荽（香菜）、蕪菁（大頭菜）、胡椒、蓽撥、中指、紫蘇葉、薄荷、荷葉。

宜食物品：偏溫具有補益作用的食物，如大棗、葡萄乾、蘋果、紅薯、芡實、南瓜、山藥、糯米、小米、胡蘿蔔、香菇、豆腐、雞肉、牛肉、青魚、鰱魚、蘑菇、海藻……等。

05　氣鬱體質

面部有斑、性格憂鬱、生性悲觀常嘆言。

氣鬱體質者性格多內向，缺乏與外在的溝通，情志不達時精神便處於抑鬱狀態。氣鬱在先、鬱滯為本，故疏通氣機為氣鬱體質者的養生原則，重在調節心情。可以多參加戶外活動，常看看喜劇和有激勵意義的電影、電視。多出去旅遊，行走於山水間，人就不會那麼鑽牛角尖了。

忌食物品：氣鬱的人容易上火，不過在清熱的時候要注意，不能太涼。
睡前避免喝茶、咖啡等提神的飲料。

宜食物品：平時加強飲食調理，多吃紅棗、百合、蓮子，健脾養心安神；可少量飲酒，以疏通血脈，提高情緒；多吃一些能行氣、解鬱、消食、醒神的食物，如魚類、瘦肉、乳類、豆製品、柑橘、玫瑰花、茉莉花、山楂等。

06 溼熱體質

容易肌肉酸痛、大小便或經血臭味難聞、情緒急躁易怒。

濕熱的人宜保持居住環境乾燥通風，培養良好、規律的生活習慣，避免長期熬夜，保持二便暢順，戒菸酒，多做高強度運動，以防止濕熱郁聚。適當地刮痧、拔罐、艾灸、藥物敷貼等，有助祛除體內濕熱。

忌食物品：辛辣、刺激、滋膩食品，例如羊肉、韭菜、生薑、辣椒、胡椒、花椒等，大熱大補之品也應避免。

宜食物品：應偏向口味清淡，多選用清熱化濕、性平偏甘寒食品，包括芹菜、白菜、黃瓜、莧菜、包心菜、通菜、絲瓜、苦瓜、番茄、蓮藕、葫蘆、冬瓜、枇杷、哈密瓜、香蕉、西瓜、馬碲、赤小豆、茭白、綠豆、茯苓、薏苡仁、馬齒莧、海帶、海藻、鴨肉、鴿肉、鯽魚、蓮子……等

07 痰溼體質

代謝差、呼吸力道淺、兩眼無神、肺活量差。

中醫認為此類人有代謝不良，生理功能偏弱傾向，其養生原則為健脾燥濕，降濁化痰，同時兼顧宣肺，益腎，通利三焦。痰濕的人平時應加強整體代謝率，減重，戒菸酒，多晒太陽，堅持做運動，穿透氣吸汗衣物。注意不要在潮濕環境久留。適度拔罐、艾灸、敷貼艾療等，有助溫陽散寒，除濕。

痰濕的人要充分注意飲食禁忌。一般來說，必須保持清淡飲食，不宜過飽，少食甜膩、煎炸食品，滋補、甘酸食品亦要節制，痰濕的人多有脾胃失調。

忌食物品：痰溼體質的人應該少吃酸性的、嚴寒涼的、膩滯的和生澀的東西，特別是要少吃酸性的食物。例如山楂、梅子、西瓜。

宜食物品：多選用健脾利濕食品，包括芹菜、包心菜、白蘿蔔、冬瓜、黃瓜、絲瓜、馬碲、竹筍、紫菜、海帶、文蛤、海蜇、洋蔥、蔥蒜、枇杷、白果、橄欖、大棗、扁豆、薏苡仁、赤小豆、蠶豆、綠豆、花生、荷葉、茯苓、芡實、山藥、紅蘿蔔、蓮子等。選擇食療調養時，以養脾益腎，化痰降濁，暢通氣血為原則。

不要一生病就去吃藥，藥是三分毒。藥是一把雙刃劍，病治好的同時，也會順帶損傷人的正氣，人體自身要有強大的自我調節能力，從基本的飲食生活改善中做起。

春夏養氣建議：西洋蔘、黃耆甘草、麥門冬、薏仁、酸棗仁沖泡熱水飲用。

秋冬補氣建議：人蔘、大棗、龍眼乾、枸杞、乾薑、肉桂熱水沖泡飲用。

有鑑於此，每個人能夠正確了解自我體質時，就可以從飲食生活中去攝取體內缺乏之元素，加強補充才能達到真正養生之道、健康無價的目標。

　　宏源醫療團隊不只專攻於醫學美容保養品的研發，近年來更擴大專業市場與中醫師，今年致力於保健品的研發與推廣，設計出幾系列關於健康瘦、美麗、豐胸、亮眼之系列保健產品，有醫療團隊為產品把關，更安心、更值得信賴，值得您一起來體驗健康養生人生，成就健康生活。

冷笑話

媽媽對妹妹講說：妹妹妳不能老叫你哥哥的名字，妳是妹妹，他是哥哥，妳要叫他叫哥哥。
妹妹說：那我當姐姐好了，嘻嘻…

（廖惟妍 提供）

參考書目

1. 《毒物專家絕不買的黑心商品：廠商「不老實說的秘密」，化學教授通通告訴你》，吳家誠著，采實文化出版。

2. 《與食品添加物和平共存～這樣吃最安心》，增尾清著，世茂出版。

3. 《看健康寫在臉上》，猪越恭也著，三采出版。

4. 《疾病，不一定靠藥醫，劉博仁醫師的營養療法奇蹟》，劉博仁著，新自然主義出版。

5. 《健康食品停看聽》，顧祐瑞著，書泉出版。

6. 《四季調養藥膳》，鄭振鴻著，聯經出版。

7. 《別讓不懂營養學的醫生害了你》，Ray D. Strand著，吳卉譯，漢宇出版。

8. 《127種症狀大破解》，三采文化著，三采文化出版。

9. 《打造無毒生活的健康法則》，今周刊出版。

10. 《家庭營養速查典》，蔡語涵、許醉英、李美月著，書泉出版。

11. 《免疫力養成秘笈》，今周刊出版。

12. 《營養與代謝》，David A. Bender著，許青雲、賴明宏、趙哲毅、賴慶隆、王彥懿、黃啟彰、蕭千祐、蕭文譯，五南出版。

13. 《打造不生病的健康生活》，廖俊凱著，書泉出版。

14. 《呷對時，呷在地，尚健康》，顧祐瑞著，書泉出版。

15. 《蔬菜養生事典》，三采文化著，三采文化出版。

16. 《100種健康食物排行榜》，康鑑文化編輯部著，康鑑文化出版。

17. 《保健營養學》，謝明哲著，五南總經銷。

18. 《慢性生活習慣病：每個家庭都必備的全民健康手冊》，陳柏臣著，捷徑文化出版。

19. 《跟著24節氣吃不生病》，陳潮宗著，台視文化出版。

20. 《吃對了，當然沒有體臭》，岡部賢二著，新自然主義出版。

宏源專業醫療研發團隊

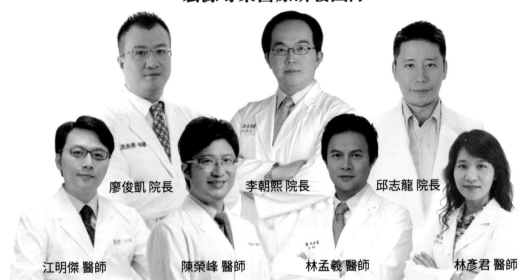

廖俊凱 院長　　李朝熙 院長　　邱志龍 院長

江明傑 醫師　　陳榮峰 醫師　　林孟羲 醫師　　林彥君 醫師

普遍市面上的保養、保健商品，大部分都是非專業醫師製造。然而宏源推出之商品皆從研發配方、生產包裝都是由一群專業醫師團隊(宏源醫療研發團隊)所共同監製，有醫師把關，商品更安全、更值得民眾信賴。

[為配合本書皆以食為天，推薦幾款由宏源專業醫療研發團隊共同研發監製之系列保健商品，針對幾項現今社會上最熱門的話題來設計！ 亦有醫學美容保養品，可內服外用，1+1>2效果更加倍！]

安全　　專業　　有效　　品質佳

健康美體態!讓我幫你

美體桑葉養生茶

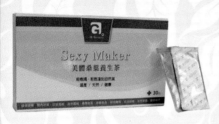

100%純天然嚴選桑葉,香氣怡人、自然回甘!
輕鬆喝,輕鬆達到自然美!

欲更深入了解本產品請與本客服連繫,連繫
請講出本通關密語,則享產品原價**8**折優惠。

通關密語:

吃對了,不生病!我愛美體桑葉養生茶!

客服專線:06-2023967　客服服務時間:1-5,09:00~18:00

美麗!讓我幫你

膠原彈力美妍素

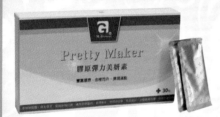

破繭而出的美麗,定期修護,提升美白肌能!
小分子快速滲透,由內而外完整吸收!

欲更深入了解本產品請與本客服連繫,連繫
請講出本通關密語,則享產品原價**8**折優惠。

通關密語:

吃對了,不生病!我愛膠原彈力美妍素!

客服專線:06-2023967　客服服務時間:1-5,09:00~18:00

順暢!讓我幫你

美體淨暢酵素

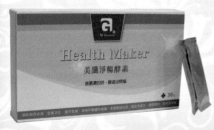

喚醒體內的青春,從體內循環做起!
掃除體內穢物,怎麼看都漂亮!

欲更深入了解本產品請與本客服連繫,連繫
請講出本通關密語,則享產品原價**8**折優惠。

通關密語:

吃對了,不生病!我愛美體淨暢酵素!

客服專線:06-2023967　客服服務時間:1-5,09:00~18:00

網站請搜尋: http://www.medicalgenesis.com.tw/

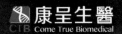
康呈生醫
CTB Come True Biomedical

基因保健醫學第一品牌
康呈生醫

經過多年的努力及整合，正式跨入醫學界最高端的基因科學領域，從生命的源頭出發，藉由基因檢測解開自我的身體密碼，精準了解如何保健、照顧自己的身體。

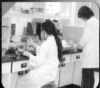 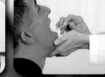 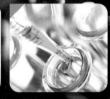 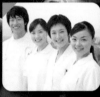 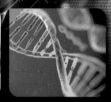

☑ 權威 Authority　☑ 安全 Safety　☑ 方便 Easy　☑ 照護 Care　☑ 完整 Complete

預防醫學新概念　精準照護更健康
助您透視體質防範未然，有效降低罹患疾病風險

健康基因套組	男	女
癌症	肺癌、肝癌、大腸癌、胃癌、口腔癌、前列腺癌、普遍性癌症(致癌基因)、普遍性癌症(抑癌基因)	肺癌、肝癌、大腸癌、胃癌、乳癌、卵巢癌、普遍性癌症(致癌基因)、普遍性癌症(抑癌基因)
心血管(三高)	中風、醣類代謝功能、脂肪代謝功能	
排毒代謝	肝臟解毒功能、咖啡因代謝功能、酒精代謝功能、蛋白質代謝功能	
免疫防護	免疫調節能力、細胞抗氧化、眼部病變	

德智體群 健康教育　天賦檢測 精準照料
龍飛鳳舞，掌握先基；　快樂擁有，美麗人生。

天賦基因套組	
性格	同理心、情緒控制力、挫折耐受力、社交能力
學習	記憶力、創造力、專注力、執行力、理解力、數理能力
第二專長	運動神經、音樂感、美術感、語言表達能力
健康管理	醣類代謝功能、脂肪代謝功能、蛋白質代謝功能、視力

詳細資訊請洽服務專線 *0800-588-189*

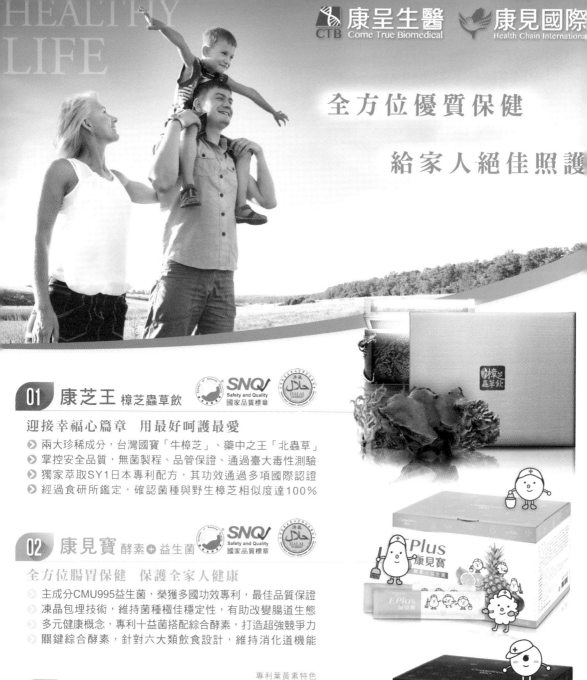

HEALTHY LIFE

全方位優質保健

給家人絕佳照護

康呈生醫 CTB Come True Biomedical　康見國際 Health Chain International

---

01　康芝王 樟芝蟲草飲　SNQ Safety and Quality 國家品質標章　HALAL

迎接幸福心篇章　用最好呵護最愛

- ◉ 兩大珍稀成分,台灣國寶「牛樟芝」、藥中之王「北蟲草」
- ◉ 掌控安全品質,無菌製程、品管保證、通過臺大毒性測驗
- ◉ 獨家萃取SY1日本專利配方,其功效通過多項國際認證
- ◉ 經過食研所鑑定,確認菌種與野生樟芝相似度達100%

02　康見寶 酵素➕益生菌　SNQ Safety and Quality 國家品質標章　HALAL

全方位腸胃保健　保護全家人健康

- ◉ 主成分CMU995益生菌,榮獲多國功效專利,最佳品質保證
- ◉ 凍晶包埋技術,維持菌種極佳穩定性,有助改變腸道生態
- ◉ 多元健康概念,專利十益菌搭配綜合酵素,打造超強競爭力
- ◉ 關鍵綜合酵素,針對六大類飲食設計,維持消化道機能

03　康視界　專利葉黃素特色 Xangold®

全新機能性保健概念　給您清晰明亮新視野

- ◉ 美國專利葉黃素Xangold,足劑足量15mg/包,完整配方
- ◉ 美國最新研究最完美配方比例,10:2黃金比例,安全又有效
- ◉ 全植化素添加,無動物性成分,為您健康把關,食用最安心
- ◉ 不飽和脂肪酸omega3.6.9,讓身體健康的黃金比例配方

詳細資訊請洽服務專線:0800-588-189

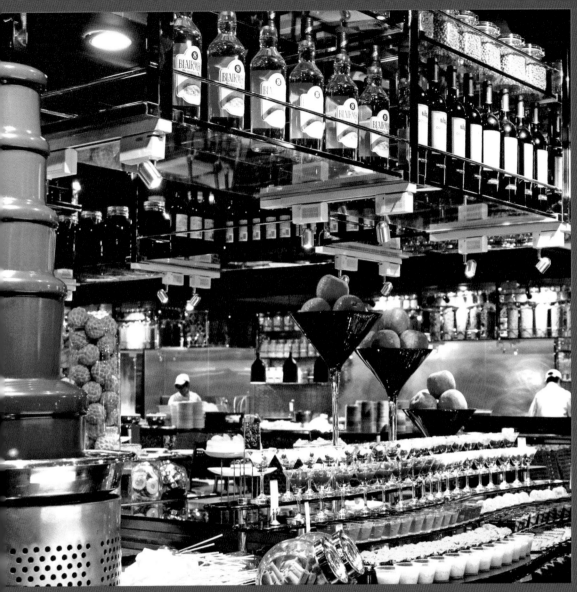

品嘗健康美味素菜

精選天然食材料理

為了服務廣大素食愛好者的需求，除了精選食材外，本餐廳更著重創新及研發具有特色風味及色、香、味俱全的精緻佳餚，同時也投入超出一億元資金，於台北市松山區南京東路五段一八八號地下一樓打造一個美輪美奐、富麗堂皇，並且具有文化藝術氣息的高級用餐環境。

提供歐式多國百匯自助餐可容納七百人；擁有七間美輪美奐的大小包廂，供應桌菜、套餐，適合宴客、公司行號、喜慶壽宴及相關活動之場所；除了自助餐廳座位外，另有可容納五十桌宴席的宴會廳，同時也提供外燴及外送等多項服務。

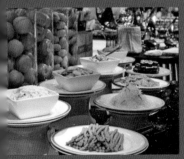

蓮 香 齋 素 菜 一 台北

地 址 台北市南京東路五段188號B1-1
專 線 886-2- 2761-2277

素食百匯自助餐優惠券 (非賣品)

Jen Dow

Jen Dow International
人道國際集團

持本券一客只要
NT$570

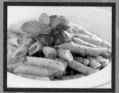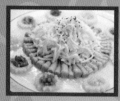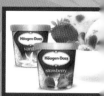

訂位專線 |台北| 02-2761-2277 台北松山區南京東路五段188號B1

| 注意事項 | ▪ 本券不得折換現金
　　　　　▪ 本券適用於平日，例假日須補足現場差價（假日定義依本公司規定）
　　　　　▪ 本券影印無效、不得與其他優惠併用、不找零、不可上網拍賣

▪ 本公司保有本券最終解釋權
▪ 使用期限：104年12月31日止

素食百匯自助餐優惠券 (非賣品)

Jen Dow

Jen Dow International
人道國際集團

持本券一客只要
NT$570

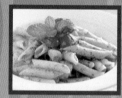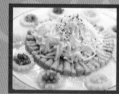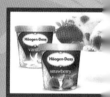

訂位專線 |台北| 02-2761-2277 台北松山區南京東路五段188號B1

| 注意事項 | ▪ 本券不得折換現金
　　　　　▪ 本券適用於平日，例假日須補足現場差價（假日定義依本公司規定）
　　　　　▪ 本券影印無效、不得與其他優惠併用、不找零、不可上網拍賣

▪ 本公司保有本券最終解釋權
▪ 使用期限：104年12月31日止

素食百匯自助餐優惠券 (非賣品)

Jen Dow

Jen Dow International
人道國際集團

持本券一客只要
NT$570

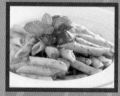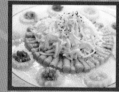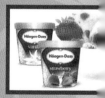

訂位專線 |台北| 02-2761-2277 台北松山區南京東路五段188號B

| 注意事項 | ▪ 本券不得折換現金
　　　　　▪ 本券適用於平日，例假日須補足現場差價（假日定義依本公司規定）
　　　　　▪ 本券影印無效、不得與其他優惠併用、不找零、不可上網拍賣

▪ 本公司保有本券最終解釋權
▪ 使用期限：104年12月31日止

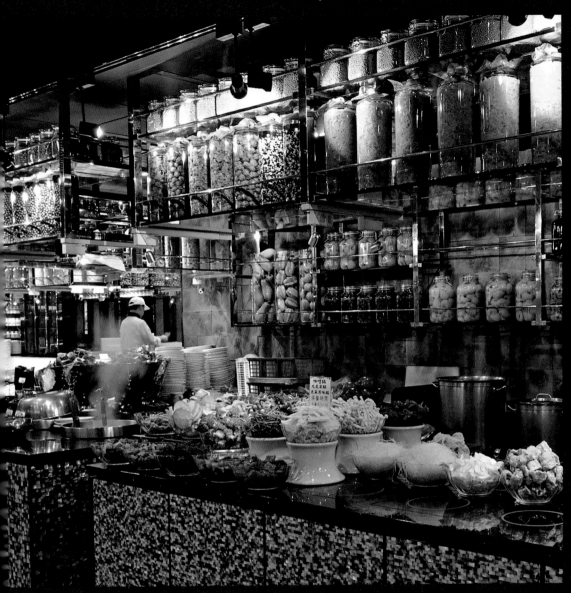

品嘗健康美味素菜
精選天然食材料理

為了服務廣大素食愛好者的需求，除了精選食材外，本餐廳更著重創新及研發具有特色風味及色、香、味俱全的精緻佳餚，高雄人道國際酒店，是南台灣第一品牌的素食龍頭，提供豪華多國百匯自助餐與包廂，設有大型婚宴喜慶廣場，更備有兩百間頂級客房及千坪停車場，除了位居高雄市九如一路四二六號是港都市中心，也是國際旅客住宿首選，歡迎蒞臨指導。

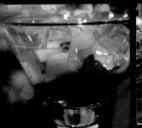
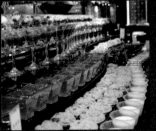

人道素菜 一高雄

地址　高雄市三民區九如一路426號1F
專線　886-7-3861234

素食百匯自助餐優惠券 (非賣品

Jen Dow
Jen Dow International
人道國際集團

持本券一客只要
NT$470

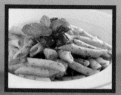 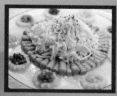 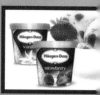

訂位專線 |高雄| 07-386-1234　　高雄市三民區九如一路426號

|注意事項|
- 本券不得折換現金
- 本券適用於平日，例假日須補足現場差價（假日定義依本公司規定）
- 本券影印無效、不得與其他優惠併用、不找零、不可上網拍賣
- 本券如用於蓮香齋-台北，因價位不同，需另補差價100元
- 本公司保有本券最終解釋權
- 使用期限:104年12月31日止

- -

素食百匯自助餐優惠券 (非賣品

Jen Dow
Jen Dow International
人道國際集團

持本券一客只要
NT$470

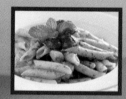 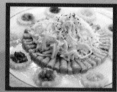 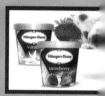

訂位專線 |高雄| 07-386-1234　　高雄市三民區九如一路426號

|注意事項|
- 本券不得折換現金
- 本券適用於平日，例假日須補足現場差價（假日定義依本公司規定）
- 本券影印無效、不得與其他優惠併用、不找零、不可上網拍賣
- 本券如用於蓮香齋-台北，因價位不同，需另補差價100元
- 本公司保有本券最終解釋權
- 使用期限:104年12月31日止

- -

素食百匯自助餐優惠券 (非賣品

Jen Dow
Jen Dow International
人道國際集團

持本券一客只要
NT$470

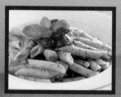 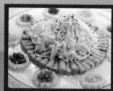

訂位專線 |高雄| 07-386-1234　　高雄市三民區九如一路426號

|注意事項|
- 本券不得折換現金
- 本券適用於平日，例假日須補足現場差價（假日定義依本公司規定）
- 本券影印無效、不得與其他優惠併用、不找零、不可上網拍賣
- 本券如用於蓮香齋-台北，因價位不同，需另補差價100元
- 本公司保有本券最終解釋權
- 使用期限:104年12月31日止

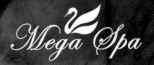
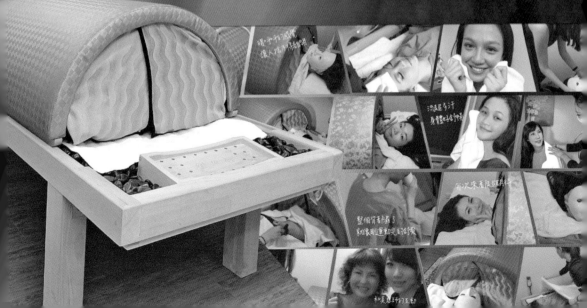

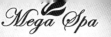

Mega Spa

美加時尚能量SPA會館
From the immortal pursuit of beauty

沐健淨化
排汗舒壓
活膚美顏

頂級爆汗岩盤浴

憑本券免費體驗岩盤浴課程乙次

原價1500元 每人限體驗一次

台北仁愛會館	▶ 台北市復興南路一段227號5樓	預約專線：(02)5588-6889
桃園中正會館	▶ 桃園市桃園區同德二街131號3樓	預約專線：(03)275-1313
台中向上會館	▶ 台中市西區向上路一段345號	預約專線：(04)2472-7890
高雄巨蛋會館	▶ 高雄市左營區博愛三路8-1號4樓	預約專線：(07)3427-999

注意事項
此活動每人限用一次
本券限持券者本人使用
請妥善保管，遺失恕不補發

Mega Spa

美加時尚能量SPA會館
From the immortal pursuit of beauty

課程抵用券

SPECIAL GIF

$1,000

本券每人限兌換一
本券限持券者本人使
請妥善保管 遺失恕不

台北仁愛會館	▶ 台北市復興南路一段227號5樓	預約專線：(02)5588-6889
桃園中正會館	▶ 桃園市桃園區同德二街131號3樓	預約專線：(03)275-1313
台中向上會館	▶ 台中市西區向上路一段345號	預約專線：(04)2472-7890
高雄巨蛋會館	▶ 高雄市左營區博愛三路8-1號4樓	預約專線：(07)3427-999

本券可折抵會館內美容相關課
已有優惠活動之課程無法折抵
折抵方式依現場狀況為主
美加時尚保留活動修改之權利

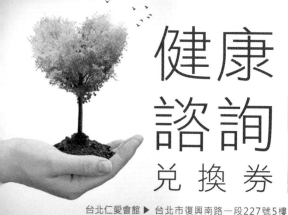

健康諮詢兌換券

HEALTH BEAUTY LOHAS
優質服務

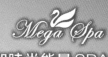

美加時尚能量SPA會
From the immortal pursuit of bea

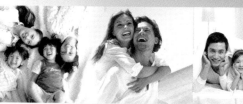

台北仁愛會館	▶ 台北市復興南路一段227號5樓	預約專線：(02)5588-6889
桃園中正會館	▶ 桃園市桃園區同德二街131號3樓	預約專線：(03)275-1313
台中向上會館	▶ 台中市西區向上路一段345號	預約專線：(04)2472-7890
高雄巨蛋會館	▶ 高雄市左營區博愛三路8-1號4樓	預約專線：(07)3427-999

本券每人限兌換
本券限持券者本人
請妥善保管 遺失恕不

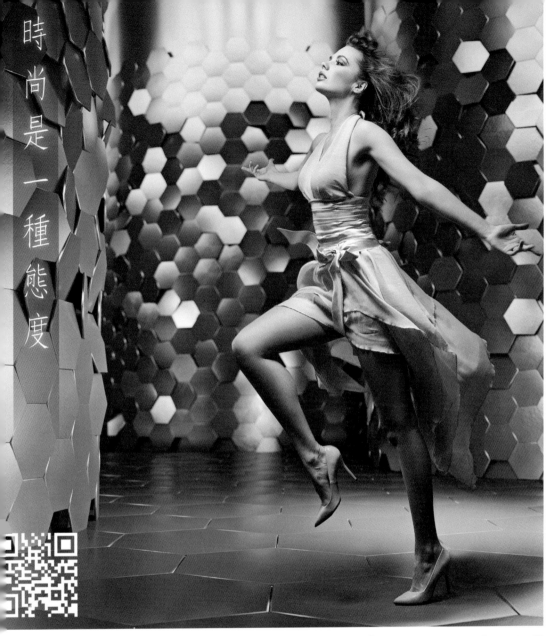

時尚是一種態度

韓風時尚整形外科

FASHION ──── PLASTIC SURGERY CLINIC

時尚　品味　堅持　自信　獨特

台北02-2750-9393/新竹03-528-6666/台中04-2472-5522/高雄07-281-8777

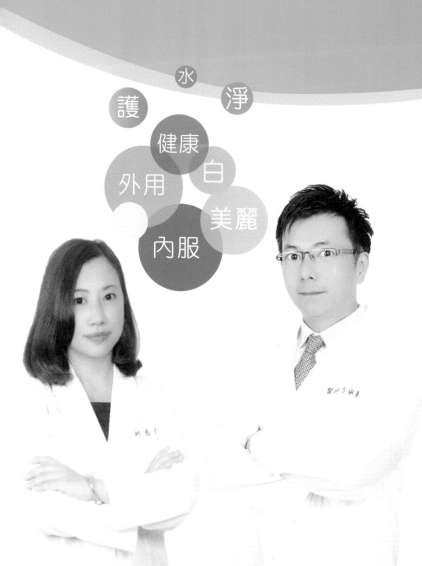

妍綠生技有限公司
減重食品/健康食品/美容保養品/OEM/ODM

美麗健康
是我們堅持的理念
SMILE WITH ALL YOUR SENSES.

水
淨
護
健康
外用
白
美麗
內服

妍綠生物科技以追求現代人醫療保健
頂尖中西專業名醫研發團隊，研究開發出更為人體
安全 迅速 易吸收超優質產品，
打造內服健康＋外用美麗之創新概念。

為您打造纖盈曼妙的好身材
讓您擁有容光煥發的好氣色

纖體窈窕，美麗為訴求。

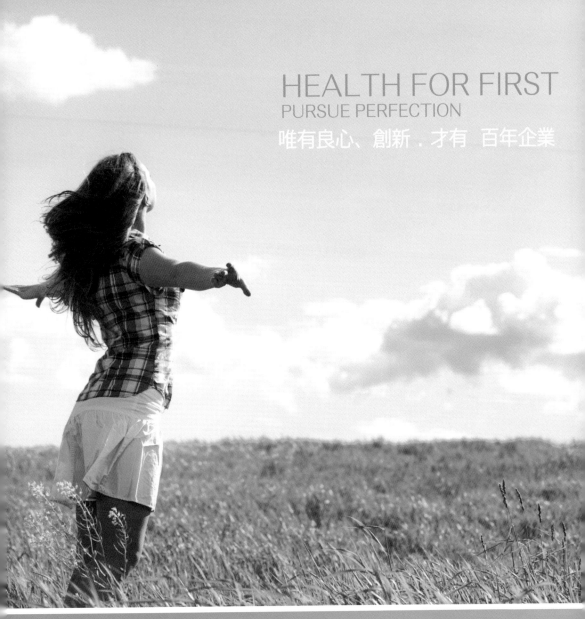

HEALTH FOR FIRST
PURSUE PERFECTION

唯有良心、創新．才有 百年企業

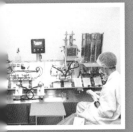
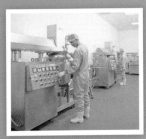
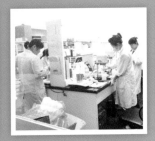
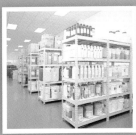

們秉持著 健康、安全、合法、迅速 的訴求,以優質團隊,
傳統,將草本食品結合生物萃取技術嚴選世界各國專利素材,
各項健康美學漢方養生食品系列。

妍綠生技有限公司
減肥食品/健康食品/美容保養品/OEM/ODM

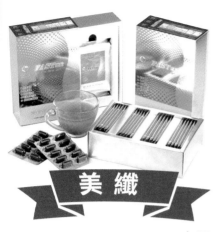

歡慶開幕・免費體驗
NEW OPEN

金門第一家岩盤浴會館

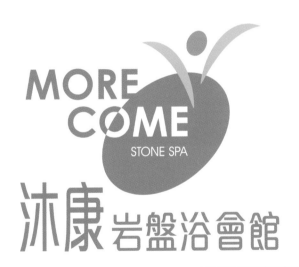

MORE
COME
STONE SPA

沐康 岩盤浴會館

※ 憑本頁面免費體驗一次（限一人）市價 $1200 元/次

Line QR CODE
活動詳情請密切注意 Line
Line ID：@fgv6852n

國家圖書館出版品預行編目資料

吃對了不生病／廖俊凱，郭芳良著.--初版--
.--臺北市：書泉，2015.12
　　面；　　公分.
ISBN 978-986-451-028-3 (平裝)

1.健康飲食　2.健康法

411.3　　　　　　　　　104020129

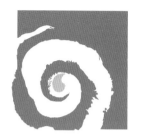

4912

吃對了不生病

作　　　者 — 廖俊凱　郭芳良

發 行 人 — 楊榮川

總 編 輯 — 王翠華

主　　　編 — 王俐文

責任編輯 — 金明芬

校　　　對 — 李易蓉　許慈恩

封面設計 — 黃聖文

出 版 者 — 書泉出版社

地　　　址：106台北市大安區和平東路二段339號4樓

電　　　話：(02)2705-5066　　傳　　　真：(02)2706-6100

網　　　址：http://www.wunan.com.tw

電子郵件：shuchuan@shuchuan.com.tw

劃撥帳號：01303853

戶　　　名：書泉出版社

經 銷 商：朝日文化

進退貨地址：新北市中和區橋安街15巷1號7樓

TEL：(02)2249-7714　　FAX：(02)2249-8715

法律顧問　林勝安律師事務所　林勝安律師

出版日期　2015年12月初版一刷

定　　　價　新臺幣300元